MCS

インストラクター・
セラピストのための

姿勢のバイブル

編・著 **吉田直紀**
N.Pilates 代表 理学療法士

Gakken

監修・編集・執筆者一覧

監修
N.Pilates

編集
吉田 直紀
N.Pilates 代表　理学療法士

執筆（執筆順）
吉田 直紀
前掲

清水 恭兵
N.Pilates インストラクター　理学療法士

大塚 杏里
N.Pilates インストラクター　理学療法士

藤元 奏斗
N.Pilates インストラクター　理学療法士

横井 雅史
N.Pilates インストラクター　理学療法士

撮影協力
戸谷 周子
N.Pilates インストラクター

三原 彩
N.Pilates インストラクター

須賀 ゆり子
N.Pilates インストラクター

はじめに

「姿勢を見ることができれば、人を救うことのきっかけになる」

もし、そんな言葉を吐いたら笑われるだろう。でも、僕たちは本気でそう思っている。「猫背になっている」「反り腰で腰痛が辛い」「O脚で太ももの張りが強くて困っている」など、あらゆる「姿勢」にまつわるトラブルを見てきた。そして、変わらない「姿勢」も見てきた。

YoutubeやTikTokの動画を見て、スポーツジムに行って、運動をしているにもかかわらず、それでも変わらない姿勢を見てきた。どうして変わらないのか？「運動は薬」と言われているが、ただ闇雲に運動を処方しても「姿勢」はすぐには変わらない。運動を処方する前に、僕たちには「姿勢」を評価・分析し「何が問題なのか？」を解剖学・運動学・脳の制御システムから紐解く作業が求められている。その難解な「姿勢」というパズルを解かない限り、どんな運動も正解にはたどり着かない。

「腹筋・背筋を鍛えて股関節をストレッチして」なんて、もう簡単なhow toだけを伝えるのはやめて「人間はもっと複雑だ」ということを念頭に置いていくべきだ。だからこそ、その理論と方法のすべてを書き記した本書を1冊の姿勢のバイブルとして使ってほしい。

僕たちが伝えていくことは、簡単なことではないし、本の通りにいかないことだってある。それは僕たちが相手にする対象が「人」であるからだ。「昨日と明日だって姿勢は変わる」「嫌なことがあれば姿勢は変わる」「過去の経験からも姿勢は変わる」

人は一瞬一瞬で変わる。感情も環境も文化も変わるから。だからこそ、毎回毎回、悩み、考えて答えを出していってほしい。その努力を続けることが唯一の成長になるから。そして「姿勢」を変えることができれば、その人の体の認識も変わる。自分の身体という個性を肯定することができれば、人は幸せになれる。自分の姿勢が嫌いということは、体への自己否定につながる。姿勢を変えることで、自分自身を「認めてあげる」ことができる。皆さんの頭と手を借りて、幸せな人を1人でも増やしたいと思っている。

本書「姿勢のバイブル」は、「本気で人と向き合う」皆さんの隣にそっと置かれ、皆さんを支え続ける存在になれたら幸せです。

どうぞよろしくお願いします。

N.Pilates 代表
吉田直紀

本書の構成と使い方

本書は、姿勢改善を指導していくインストラクター・セラピストのための1冊です。全4章で構成されており、解剖学・運動学・脳のシステム・実践エクササイズから「姿勢」をとらえ、学ぶことができます。わかりやすい図解イラストと写真・動画で解説しているため、指導力を養うガイドとして役立ちます。

Step 1 姿勢の全体像を知る

Step 2 体の姿勢を正確にとらえる

姿勢の全体像を学び、体の動きやバランスをとらえるための方法を解説しています。

Step 3 姿勢を変える感覚入力エクササイズ

Step 4 姿勢を変えるエクササイズ

姿勢の評価と感覚入力エクササイズ、姿勢改善エクササイズを解説しています。

 各項の最後にある まとめPoint でおさらいをしましょう

使い方イメージ

どんな目的で各項目を学ぶのかを解説しています。

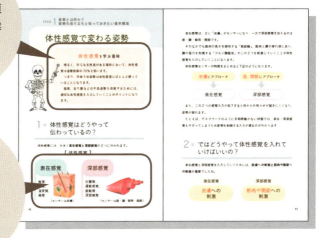

体や関節、筋肉のメカニズムをイラストを用いてわかりやすく解説しています。

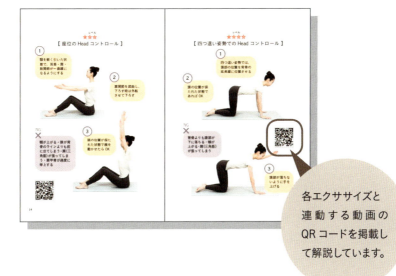

各エクササイズと連動する動画のQRコードを掲載して解説しています。

目次

はじめに —— 03

Step 1 姿勢の全体像を知る

こんな姿勢の解決方法をしていませんか？ —— 12
姿勢をつくる4つの要素 / 姿勢をつくる3つの流れ / 姿勢を変えるための3つの感覚

まとめ Point

よい姿勢とは何か？ —— 19
まっすぐな姿勢をよしとする？ / 私たちはロボットではない / 私たちが考えるよい姿勢

まとめ Point

視覚で変わる姿勢 —— 23
視覚が姿勢に関係する？ / 視覚という機能 / 眼球運動を使って姿勢を変える /
現場で実践しやすい眼球運動エクササイズ

まとめ Point

前庭覚で変わる姿勢 —— 32
前庭覚って何？ / 前庭覚はどうやってチェックする？ /
前庭覚のエクササイズはどうやってやるの？

まとめ Point

体性感覚で変わる姿勢 —— 44
体性感覚はどうやって伝わっているの？ /
ではどうやって体性感覚を入れていけばいいの？ /
具体例・骨盤後傾の不良姿勢に対する感覚入力

まとめ Point

体の中の「地図」をつくろう —— 49
「まっすぐ」の姿勢がとれないのは「地図」がないから /
ボディスキーマ・ボディイメージとは？ / では実際の現場ではどう考えたらいいの？

まとめ Point

受身では姿勢は変わらない？
なぜ動くことで姿勢が変わるの？ —— 53

自分の体は自分のものってあたりまえ？ / 自分の体は思い通りに動いている？ /
2つの概念から「自分」をつくり上げる / 姿勢を変えるためにはなぜ運動が必要なのか？

まとめPoint

感情が姿勢にかかわる？ —— 58

姿勢が感情をつくる？ / 猫背姿勢にはこんな対処もある！

まとめPoint

よい姿勢を長続きさせる方法とは？ —— 62

よい姿勢を覚える3つの過程は？ / どうやって学習していけばいいのか？3つの武器！ /
どんなエクササイズを選択したらいい？

まとめPoint

Column —— 66

Step 2 体の姿勢を正確にとらえる

骨から理解する姿勢の基準線 —— 68

猫背？反り腰？どうやって判断する？姿勢の基準線！ /
重心線からの「外れている部位」を探す

まとめPoint

姿勢を評価するための触診テクニック —— 74

背骨の基礎 / 背骨の位置関係を覚える / 肩甲骨の基礎 /
肩甲骨の位置を決める筋肉リスト / 肩甲骨の触り方 / 骨盤の基礎 /
骨盤の位置関係 / 骨盤の触り方

まとめPoint

見て触ってわかる姿勢評価の流れ —— 87

基準線から評価する手順 / 骨、姿勢の位置関係が教えてくれるものとは？ /
具体的な姿勢評価の流れ

まとめPoint

姿勢分類を知り、アンバランスの予測を立てる！ —— 93
姿勢分類から筋肉のアンバランスを予測する / 姿勢の分類

`まとめPoint`

反り腰改善に必要な胸郭のメカニズム —— 96
胸郭の動きのメカニズム / 胸郭の動きを確認する /
反り腰に見られる肋骨の開き「リブフレア」

`まとめPoint`

O脚、X脚改善で見落とせない「下半身のねじれ」—— 106
下肢の正しい位置ってどこ？ / 下肢のねじれの評価 /
ねじれの筋肉バランスを3Dで考える

`まとめPoint`

脚の左右の長さが違う？脚長差の理解 —— 114
脚長差とは何か？ / 脚の長さを測定する / 脚長差から予測する筋肉のバランス

`まとめPoint`

Step 3 姿勢を変える感覚入力エクササイズ

姿勢改善のために必要なこと —— 120
使っていない部分は「使わないように学習する」/「使っている感覚」を入れていく

`まとめPoint`

Headコントロール —— 124
頭部から頸部の解剖学・運動学と現代人の特徴 /
現代人の代表的な頭から頸部筋肉のバランス /
こんなに多い！後頭下筋群のセンサー！ / 4つのHeadコントロール評価ステップ

`まとめPoint`

Scapula/Shoulder コントロール — 133

肩甲骨の動きと解剖学 / 現代人の肩甲骨のエラーの特徴 /
3つの Scapula コントロール評価ステップ

`まとめPoint`

Spine コントロール — 140

頸椎・胸椎・腰椎の動きの特徴と理解 / 現代人が抱えやすい背骨のトラブル /
3つの Spine コントロール評価

`まとめPoint`

Pelvis コントロール — 145

骨盤の解剖学と静的な指標 / 骨盤の動きの評価 / 3つの Pelvis コントロール評価

`まとめPoint`

Hip コントロール — 152

股関節の解剖学と運動学 / 現代人の股関節の特徴と動きのエラー /
3つの Hip コントロール評価

`まとめPoint`

Step 4 姿勢を変えるエクササイズ

姿勢改善のためのエクササイズ3要素と3原則 — 158

肩こり・猫背の姿勢改善エクササイズ / 肩こり・猫背の姿勢改善エクササイズを行う /
変化を感じる / 反り腰姿勢の特徴とエクササイズ / 反り腰改善エクササイズ /Column/
スウェイバック姿勢の特徴とエクササイズ / スウェイバック姿勢の改善エクササイズ /
O脚改善エクササイズ /X 脚改善エクササイズ / 側弯症改善エクササイズ

さらに深める姿勢の知識 — 199

猫背姿勢の特徴 / 反り腰姿勢の特徴 /O 脚と X 脚姿勢の特徴 / 側弯症の特徴

N.Pilates が目指すもの — 208

索引 — 209

おわりに — 214

Staff

装丁・本文フォーマット　中上範子
撮影　中込浩一郎
メディカルイラスト　村上寛人　村上綾
イラスト　黒木博文
DTP　株式会社真興社
校正　ポーテンアサセくりみ
編集　高木那菜

Step 1

姿勢の全体像を知る

　よい姿勢とは何でしょうか？一般的に「反り腰になっている」や「姿勢がまっすぐかどうか」の問題で姿勢を判断しがちです。「力学的にまっすぐかどうか」その視点だけでは、姿勢の一部しか語ることができません。

　姿勢はもっと広く、複雑かつ変化するものです。では、本当によい姿勢とは何でしょうか？まずは姿勢の全体像を理解することから始めていきましょう。

　Step1 では、「姿勢」の全体像を学んでいきます。

　「姿勢に全体像があるの？」と思いますよね。姿勢改善の多くは「筋肉」で説明され、「まっすぐ」な姿勢をとることをよしとされます。しかし、姿勢は筋肉だけでは説明することができないため、「力学的なまっすぐ」だけがいいわけではありません。姿勢をつくる因子、流れ、感覚、情動、脳の理解をしていく必要があります。

Goal

姿勢の全体を知り、
あらゆる観点から
説明することができる

Step 1　姿勢の全体像を知る

こんな姿勢の解決方法していませんか？

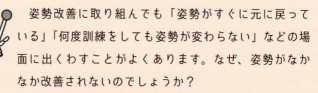

姿勢の成り立ちを学ぶ意味

姿勢改善に取り組んでも「姿勢がすぐに元に戻っている」「何度訓練をしても姿勢が変わらない」などの場面に出くわすことがよくあります。なぜ、姿勢がなかなか改善されないのでしょうか？

それは、「姿勢はそんなに単純につくられてはいない」からです。本当の意味で姿勢を変えたければ「姿勢をつくる4つの要素」「姿勢をつくる3つの流れ」、そして「姿勢を変える3つの感覚」を知ることが最も近道です。ここでその入口を知り、姿勢とは何かを知り尽くしていきましょう。

これは、理学療法士になりたての頃、筆者がやっていた姿勢判断のミスです。

「この人は猫背姿勢だから、大胸筋が硬くて、背筋が弱いから、弱い部分を筋トレして・硬い部分をストレッチして…そうすることで「姿勢」はよくなり、体のメカニカルストレスも減る！」

と思って姿勢改善のメニューを考えて提供していました。

教科書的な姿勢分析や筋肉のバランスをすべて頭に入れていたらうまくできると思っていましたが、現場は違います。

たとえば、姿勢改善をしたのに次のような悩みを抱える人が多くいます。

- 硬い部分を伸ばしても立位に反映されない
- レッスンした次の週には姿勢が戻っている
- 筋トレをして回数もセット数も増えているのにもかかわらず、姿勢が変わらない

　上記のようなことから姿勢の改善は、そう簡単なことではないと痛感しました。この悩みを解決するヒントは「姿勢」をあらゆる角度から知ることで見えてきます。

　それでは、「姿勢」がどんな要素で成り立っているのかをStep1で理解していきましょう。

1 ■ 姿勢をつくる４つの要素

　「○○筋が弱いから、猫背になっているので○○筋を鍛えましょう」
　「○○筋が硬いから、反り腰になっているのでストレッチをしましょう」
というような表現を本やメディアなどでよく耳にします。
　インストラクターであれば、この説明でも通じるかもしれませんが、クライアントが相手ではそうはいきません。

 そもそも「姿勢」とは何でしょうか？

姿勢は筋肉や骨だけで説明できるものなのでしょうか？

　次のページで「姿勢」をつくる要素を知り、「姿勢」についての理解を深めていきましょう。

Step 1 ■ 姿勢の全体像を知る

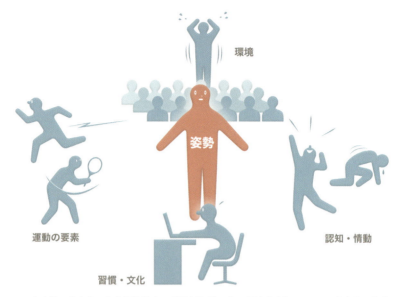

奈良勲・内山靖：姿勢調節障害の理学療法 第2版, 医歯薬出版, 2012. を参考に作成

　姿勢は、大きく4つの要素から考えることができます。
　環境、認知・情動、習慣・文化、運動の要素があり、この4つが組み合わさった結果が「姿勢」という形になって現れるのです。
　そのため、姿勢を筋肉だけで考えるということは「運動要素」の部分のみを見ていることになります。筋肉以外にも「姿勢」に影響を与える因子はいくつかあります。
　たとえば、緊張するような環境では体はいつもよりこわばり、悲しいことがあるときは体を丸めます。また、デスクワークが習慣化している人は猫背になりやすいです。環境・感情・習慣が変われば姿勢は変わりますし、今日も明日も姿勢は変わります。
　だから、腹筋と背筋を鍛えていれば姿勢はよくなる…わけではないのです。
　このように**「姿勢は運動以外の要素によっても構成されている」**という理解が重要になります。

14

2 姿勢をつくる3つの流れ

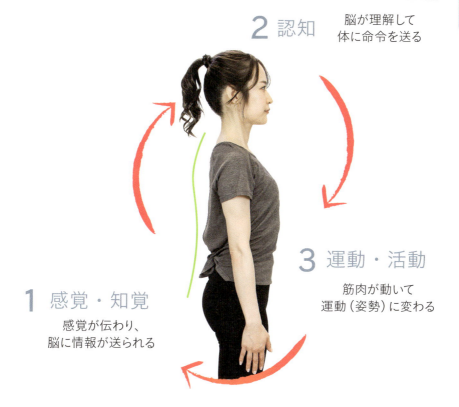

2 認知
脳が理解して体に命令を送る

3 運動・活動
筋肉が動いて運動（姿勢）に変わる

1 感覚・知覚
感覚が伝わり、脳に情報が送られる

　前項で、環境や習慣・文化、感情も「姿勢」に影響することがわかりました。

　しかし、すべての要素に対してアプローチすることはむずかしいため、私たちインストラクターが限られた時間のなかでアプローチすることができるのは「運動」の要素になります。

Step 1 ■ 姿勢の全体像を知る

　P13の冒頭でお伝えした「〇〇筋」だけを見ている表現は、P15の3**の筋肉が動いて運動（姿勢）に変わる現象の結果だけ**を見ていることになります。

　また、感覚・知覚と認知は表面からは見えにくく、複雑な知識も必要となるため、「見過ごす」ことが増えます。

　1と2の感覚入力と脳の理解を深めることによって「姿勢」を深掘りしていくことができます。

3 ■ 姿勢を変えるための3つの感覚

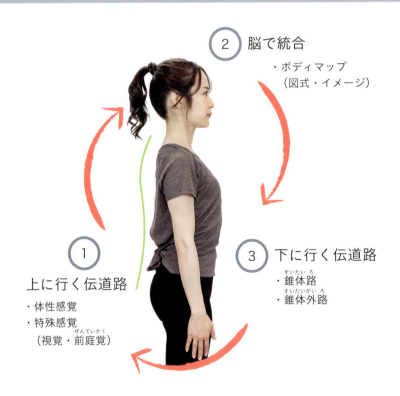

② 脳で統合
・ボディマップ
（図式・イメージ）

① 上に行く伝道路
・体性感覚
・特殊感覚
（視覚・前庭覚）

③ 下に行く伝道路
・錐体路
・錐体外路

16

正しく筋肉を使うためには、脳に「正しい感覚」を伝える感覚経路の理解が重要になります。

 感覚経路を見てみると、大きく2つに分かれます

体性感覚
表在感覚と深部感覚

特殊感覚
視覚、聴覚、平衡感覚（前庭覚）、味覚、嗅覚

 そのなかでも「姿勢」に関して重要なのが、下記の3つの感覚です

視覚 20%　**前庭覚 10%**　**体性感覚 70%**

明るい平地の場面や健常者の場合は**体性感覚が70%、視覚が20%、前庭覚が10%の感覚入力**で姿勢を制御しています。

この3つの感覚を正しく体に入力することで、体の状態を脳が理解し、適切な体の緊張になります。

また、この3つの感覚は場面において優劣が変わります。

Step 1 ■ 姿勢の全体像を知る

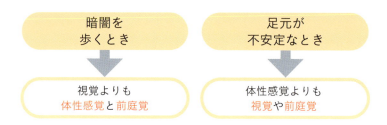

このように、私たちの感覚入力は場面によって変化し、姿勢が変わります。また、年齢や個人、痛みのある・なしによっても感覚の優劣は変化します。

■ 場面に応じて適切に感覚入力が切り替わる
■ 正しい感覚情報が脳に送られる
■ 正しく体の位置を知らせてくれる

よい姿勢をつくるためには、よい感覚入力をしていくことが最優先になります。次の項からこの「感覚」を解説していきます。

まとめPoint

- 姿勢の全体像を理解して、3つの感覚入力の重要性を理解する
- 姿勢を制御する流れを理解する
- 姿勢を変えるためには正しく感覚情報を送ることが大切

参考文献
- 奈良勲・内山靖:姿勢調節障害の理学療法 第2版,医歯薬出版,2012.
- Shumway-Cook Anne, et al.:Motor Control, Theroy and practical applications, Lippincott Williams & Wilkins, Baltimore Maryland:1995.
- R. J PETERKA, Sensorimotor Integration in Human Postural Control, J Neurophysiol, 88:1097-1118, 2002.
- Maryam Mohammadi:Comparison of the reliance of the postural control system on the visual, vestibular and proprioceptive inputs in chronic low back pain patients and asymptomatic participants. Gait Posture, :85:266-272, 2021.

Step 1 姿勢の全体像を知る

よい姿勢とは何か？

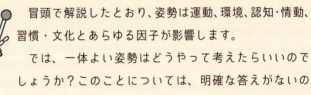

よい姿勢を学ぶ意味

冒頭で解説したとおり、姿勢は運動、環境、認知・情動、習慣・文化とあらゆる因子が影響します。

では、一体よい姿勢はどうやって考えたらいいのでしょうか？このことについては、明確な答えがないのが現状です。

時には猫背や反り腰のほうが動きやすいことがありませんか？「まっすぐな姿勢がいい」というこの固定的な答えを疑ってみましょう。

1 まっすぐな姿勢をよしとする？

皆さんは、学校や会社の研修などで**「背筋をまっすぐにしましょう」**と言われたことはありませんか？

なぜ、一般的にはまっすぐな姿勢がよいとされているのでしょうか？

この多くの視点は「力学的に」安定している姿勢がキレイに見えるからです。

確かに重心線の近くを関節が通ることによって、筋骨角系にかかる負担は少なくなります。

では、いったん「姿勢が悪い＝体への負担」の考えを疑ってみましょう。

ある研究で、腰痛に悩む人々の立位と座位の前弯角度（腰の反り具合）に差がないことがわかりました。しかし、歩行や運動した際には動きの範囲と速度が減少していることが確認されています。

19

Step 1 ■ 姿勢の全体像を知る

このことから、立っているときや座っているときの見た目の姿勢よりも、実際の動きの頻度や範囲のほうが重要だということが報告されています。

よい姿勢とは何か？に対する唯一の固定的な答えはなく、環境に対して動き続けることが大切になってくるのです。

2 ■ 私たちはロボットではない

前提として私たちは、ロボットではありませんよね。

現場でよくある3つの間違った姿勢改善のポイントを紹介します。

1	2	3
姿勢がまっすぐではない＝だからよくない	まっすぐではない原因は筋肉が硬い、弱いだけで考える	硬い部分にストレッチ、弱い部分に筋トレをただやる

「姿勢がまっすぐではない＝体によくない」という考えを肯定する科学的根拠はまだまだ乏しいです。

姿勢は筋肉だけではなく、感情や体の認知、環境などが影響します。

また、ストレッチと筋トレをただ繰り返すだけでは、**感覚入力→脳への認知**につながりません。

「体を正しく使う感覚」が自分でわかることが大切です。

私たちはロボットではありません。機械のように曲がったものをまっすぐにするほど、単純ではないことを知っておいてほしいです。

20

3 ■ 私たちが考えるよい姿勢

では、N. Pilates が考えるよい姿勢の項目を 3 つお伝えします。

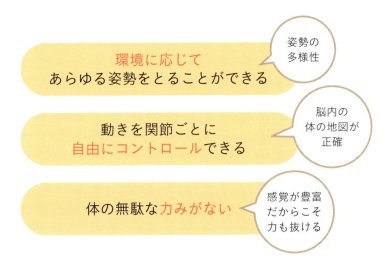

N. Pilates は、たくさんの正確な感覚情報を得ることができ、その情報を脳に送り、考え、自由に体をコントロールできる状態を「よい姿勢」と考えています。

もちろん、ここにはまっすぐな姿勢であることも含まれますが、それは環境に応じて変えていくことが大切です。

人から見られて、姿勢をキレイに見せたいときに「まっすぐな姿勢」をつくることができる。

それは、姿勢としてよいと判断します。

しかし、「まっすぐな姿勢以外をとることができない」のは姿勢の多様性が少なく、体への負担も大きくなります。

私たちは人間であり、常に動き続けます。

同じ姿勢をとっていても微妙に動きながら姿勢をとっているのです。

だからこそ、姿勢の多様性を増やし、自由にコントロールできることが大切になってくるのです。

「環境に適応して姿勢を自由にコントロールできる」

そのために、あらゆる感覚を入力し、脳に認知させ、よい姿勢をつくっていくことが現場で求められます。

 次の3つの Point をおさえておきましょう

まとめ Point

- 姿勢は「まっすぐ」だけがよいわけではない
- よい姿勢に唯一の答えはない
- よい姿勢の条件は「自由に変えられる、コントロールできる、力みがない」

参考文献
- Sai Kripa：Identifying relations between posture and pain in lower back pain patients：a narrative review. Bulletin of Faculty of Physical Therapy volume 26, Article number：34（2021）.
- Eyal Lederman：The fall of the postural-structural-biomechanical model in manual and physical therapies：exemplified by lower back pain. J Bodyw Mov Ther, 15（2）：131-138, 2011.
- Diane Slater："Sit Up Straight"：Time to Re-evaluate. J Orthop Sports Phys Ther, 49（8）：562-564, 2019.

Step 1 姿勢の全体像を知る

視覚で変わる姿勢

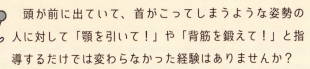

視覚を学ぶ意味

　頭が前に出ていて、首がこってしまうような姿勢の人に対して「顎を引いて！」や「背筋を鍛えて！」と指導するだけでは変わらなかった経験はありませんか？

　ここに「視覚」というエッセンスを加えると「姿勢が変わらない」状況を崩していけます。

　この項では、視覚と姿勢の関係性をチェックしていきましょう。

1 ■ 視覚が姿勢に関係する？

　姿勢にかかわる感覚入力の1つが**視覚**です。視覚が姿勢に影響する？って不思議に思いますよね。

　ここで重要になってくるのは、**視覚情報**です。

　私たちの目からの情報は、姿勢の制御に大きく影響します。

- ■ 視覚への依存度が高まるとバランスが低下する
- ■ 脳卒中患者や高齢者も視覚依存が高まる
- ■ リラックスして視野を広げることで姿勢が安定する

このように**視覚と姿勢は、切っても切り離せない関係**なのです。

では、私たちはふだんどのように「目」を使っているのでしょうか？スマートフォン、パソコンの画面に釘付けでまったく目を動かさずに過ごしていませんか？目が悪くて見えないからと頭を前に出していませんか？

現代社会は、私たちの目の依存度は高まり、不良姿勢をつくりやすい環境なのかもしれません。

私たちの目の情報を正しく入力することができれば、姿勢もスラッと力みなく維持できます。

では、視覚に影響する眼球運動にはどのような種類があるのでしょうか？

 ここでは大きく2つの分類で見ていきましょう

共同性眼球運動（左右の目が同じ方向に動く）と非共同性眼球運動（左右の目が逆方向に動く）に分かれます。

共同性眼球運動
左右の目が同じ方向に動く

- **衝動性眼球運動：**
  眼球をすばやく動かす
- **滑動性追従眼球運動：**
  眼球をゆっくり動かす
- **前庭動眼反射：**
  頭が動いたときに反対方向に眼球を動かしてぶれを防ぐ反射
- **視運動性眼振：**
  速い眼球運動と遅い眼球運動の繰り返し

非共同性眼球運動
左右の目が逆方向に動く

- **輻輳運動：**
  現在の視対象よりも近い対象に視線移動する
- **開散運動：**
  視線が開く眼球運動

このように私たちの目はあらゆる動きで情報をとらえ、体への入力として役立っているのです。

2 ■ 視覚という機能

では、さらに視覚を深掘りしていきましょう。

視覚には、入力・処理・出力の役割があります。

視覚入力は、視力、眼球運動、調整機能、屈折などを担い、**視覚処理は、空間位置関係、形態、動きの認識**などを担い、**視覚出力は、読む、書く運動**などを担っています。

視覚入力
視力、
眼球運動、
調節機能、
屈折 など

視覚処理
空間位置関係、
形態、
動きの認識 など

視覚出力
読む、
書く運動 など

この項では、インストラクターが現場で介入しやすい視機能エクササイズをお伝えしていきます。

眼球のトレーニングを行うことで、視覚からの入力を調整し、処理や出力を変化させ、結果的に姿勢を変えることにもつながります。

それでは、次のページから学んでいきましょう

Step 1 ■ 姿勢の全体像を知る

3 ■ 眼球運動を使って姿勢を変える

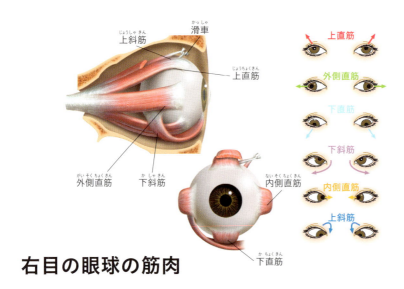

右目の眼球の筋肉

　実際に眼球運動を介して、体を変えていきましょう。

　眼球運動は、主に6つの筋肉によって動くことができます。

　ふだん使わない目の筋肉を起こすことで、姿勢にかかわる感覚入力が増え、姿勢を安定させることができます。

　次に現場で実践しやすい眼球エササイズを紹介します。

　実践する前と後で、目・首・肩周り・姿勢の変化をチェックしてみてください。

 気持ち悪くならない程度に速度と範囲、回数を調整しましょう

4 現場で実践しやすい 眼球運動エクササイズ

Step 1

パターン1
[衝動性眼球運動(すばやく眼球を動かす)]
しょうどうせいがんきゅううんどう

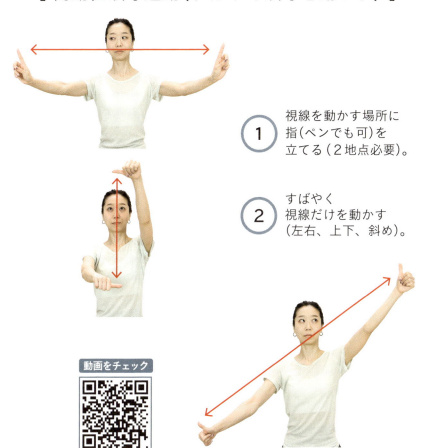

① 視線を動かす場所に指(ペンでも可)を立てる(2地点必要)。

② すばやく視線だけを動かす(左右、上下、斜め)。

動画をチェック

Step 1 ■ 姿勢の全体像を知る

パターン2
かつどうせいついしょうがんきゅううんどう
[滑動性追従眼球運動（ゆっくり動かす）]

① 指を立てる
（ペンでも可）。

② ゆっくり視線だけを動かす
（左右、上下、斜め）。

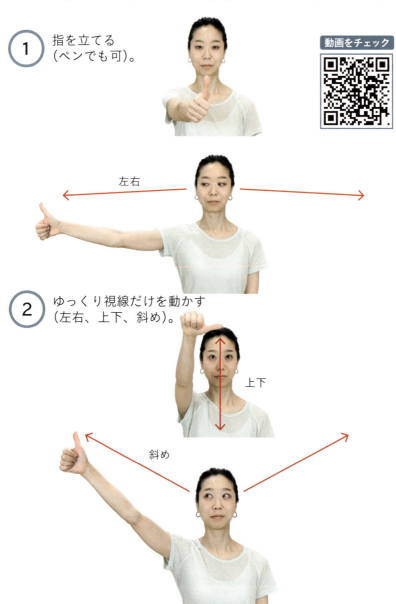

パターン3
[前庭動眼反射(眼球運動と頭の動きを分離)]
ぜんていどうがんはんしゃ

① 指を立てる
（ペンでも可）。

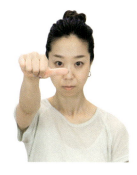

動画をチェック

② 頭だけを動かして視線を固定する
（左右、上下）。

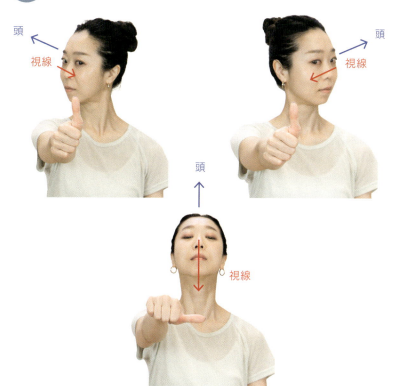

Step 1 ■ 姿勢の全体像を知る

パターン4
ふくそうかいさんうんどう
[輻輳開散運動]

① 指を立てる
（ペンでも可）。

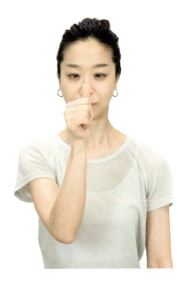

動画をチェック

② 頭を動かさず、
指を近くにしたり
遠くにして
目で追い続ける。

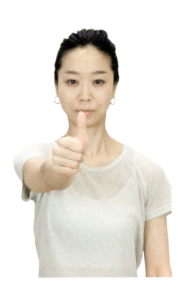

30

日頃、眼球を動かしていない人ほど動かすこと自体が疲れたり、動きにくい方向があるはずです。

　エクササイズ後、首や肩が動きやすく、周りが見やすくなっているのではないでしょうか？これは**視覚が感覚入力として加わり情報が増えたため、体の認識が高まった**ことが考えられます。

　なかには頭の位置が変わり、姿勢が変わる人もいます。

　すぐに効果を実感することができるこの眼球運動は、皆さんが働く現場でも簡単に取り入れることができます。

　通常のエクササイズやストレッチの前にぜひ、取り入れてみてください。

 視覚で変わる姿勢についての Point をおさえておきましょう

まとめ Point

- 視覚と姿勢の関係性を理解する
- 眼球運動によって体が変わることを体験する

参考文献
- 板東武彦：カラー基本生理学．西村書店，2003．
- Faisal Basrai, et al.：Effects of VDT monitor placement and single versus bifocal glasses on somatic discomfort and postural profiles in data entry tasks, Journal of Human Ergology, 33(1-2)：29-43, 2004.
- Pulikottil Wilson Vinny：Gaze disorders：A clinical approach, Neurol India, 64(1)：121-128, 2016.
- Neil M Thomas：Eye Movements Affect Postural Control in Young and Older Females, Front Aging Neurosci, 8：216, 2016.
- Jakub Limanowski：Integration of Visual and Proprioceptive Limb Position Information in Human Posterior Parietal, Premotor, and Extrastriate Cortex. J Neurosci, 36(9)：2582-2589, 2016.
- Erin E Butler, et al.：Postural equilibrium during pregnancy：decreased stability with an increased reliance on visual cues, Am J Obstet Gynecol, 195(4)：1104-1108, 2006.
- Isabelle V Bonan, et al.：Reliance on visual information after stroke. Part I：Balance on dynamic posturography, Arch Phys Med Rehabil, 85(2)：268-273, 2004.
- Jason R Franz, et al.：Advanced age brings a greater reliance on visual feedback to maintain balance during walking, Hum Mov Sci, 40：381-392, 2015.
- Kentaro Horiuchi, et al.：The essential role of optical flow in the peripheral visual field for stable quiet standing：Evidence from the use of a head-mounted display, PLoS One, 12(10)：e1084552, 2017.

Step 1 　姿勢の全体像を知る

前庭覚で変わる姿勢

前庭覚を学ぶ意味

　前庭覚は「体がどこでどうなっているのか？」を認知する感覚です。

　まさに姿勢を正すために必須の感覚入力です。前庭覚が機能低下を起こしている場合は、どれだけ背筋や腹筋を鍛えても、体にとってのまっすぐを認識することができません。

　この項で姿勢改善に必須の前庭覚のチェックをしていきましょう。

1 ■ 前庭覚って何？

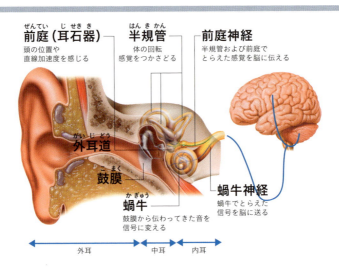

前庭（耳石器）
頭の位置や
直線加速度を感じる

半規管
体の回転
感覚をつかさどる

前庭神経
半規管および前庭で
とらえた感覚を脳に伝える

外耳道

鼓膜

蝸牛
鼓膜から伝わってきた音を
信号に変える

蝸牛神経
蝸牛でとらえた
信号を脳に送る

外耳　　中耳　　内耳

そもそも前庭覚とは何でしょうか？
どこにあってどのような役割をするのでしょうか？
前庭覚は、内耳にある三半規管・耳石器を通して感じる感覚のことです。

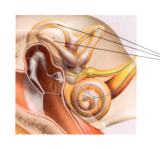

三半規管（さんはんきかん）

外側半規管・前半規管・後半規管の3つ
頭を振る方向によって反応する半規管が変わる
頭が回転するときの方向と速さを検知

[三半規管の刺激方向]

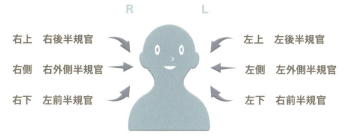

右上　右後半規管　　　左上　左後半規官
右側　右外側半規管　　左側　左外側半規管
右下　左前半規管　　　左下　右前半規管

たとえば、右三半規管への刺激を行う場合は下記のような方向に頭を動かすことで感覚が入ります。

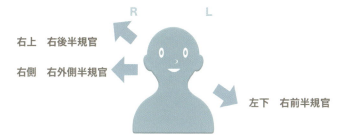

右上　右後半規官
右側　右外側半規管
　　　　　　　　　左下　右前半規官

次に耳石器を見てみましょう

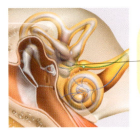

耳石器(じせきき)

三半規管の根元にあり、直線の加速度を検知
卵形嚢(らんけいのう)（左右の動き）・球形嚢(きゅうけいのう)（上下・前後の動き）の2つがある

[卵形嚢・球形嚢への刺激]

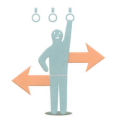
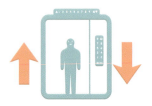

卵形嚢：水平方向　　　　球形嚢：上下方向

　頭を振ることによる三半規管からの感覚入力、左右・上下の動きによる耳石器からの感覚入力が前庭に行われています。

　では、日頃パソコン作業で頭を動かしていない人はどのような状態か考えてみましょう。頭を動かす頻度が極端に少ないと、前庭からの感覚入力が少なく、視覚や体性感覚の入力が過剰になり「ガチガチ」とした姿勢になり、力が抜けにくくなります。

　これがよく見る「**力の抜けないガチガチ姿勢**」です。

　このような状態のときに硬い筋肉をストレッチして、弱い筋肉を筋トレしても変わらないのは言うまでもありません。姿勢を変えるためには、前庭覚への正しい感覚入力をすることが重要です。

2 ▪ 前庭覚はどうやって チェックする？

では、実際にどのように前庭覚をチェックしていけばよいのでしょうか？
現場でできる刺激の少ない非刺激検査をお伝えします。

 前庭覚の簡単な評価方法は

[両脚起立検査（りょうきゃく きりつ）]

① 両脚のつま先と踵（かかと）をそろえて60秒立位をとる（開眼と閉眼で評価）。

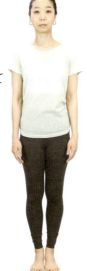

② 閉眼時に体の動揺が強くなった場合は前庭覚機能低下を予測。

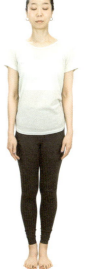

非刺激検査は、いずれも「視覚」の代償ができる前庭覚があるかどうか？ということがポイントになりますので、閉眼条件をつけます。

※実施する際は転倒しないように、必ず近くにいてあげてください。

Step 1 ■ 姿勢の全体像を知る

[マン検査]

両足を前後一直線上に置いて30秒立位を保持(開眼と閉眼で評価)。

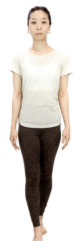

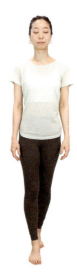
閉眼時に体の動揺が強くなった場合は前庭覚機能低下を予測。

[単脚起立検査]

開眼単脚で立位を30秒保持、閉眼で15秒保持。

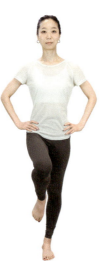

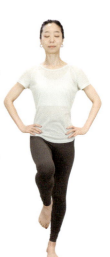
閉眼で15秒保持できないor動揺が強い場合は前庭覚機能低下を予測。

とくに閉眼したときにバランスが崩れやすい人は、次のエクササイズを行っていきましょう。

3 ■ 前庭覚のエクササイズはどうやってやるの？

　それでは、前庭覚のエクササイズを考えていきましょう。

　実際の運動指導の場面で、できることをまとめると下記のようなことが求められます。

- ■ 頭をあらゆる方向に振ることで三半規管を刺激する
- ■ 左右の動きで 卵形嚢、上下の動きで球形嚢への刺激をする

では、実際のエクササイズ場面に置き換えてみましょう

　前庭覚のエクササイズは、**さまざまな姿勢・運動方向で行うことが重要**です。

　三半規管への刺激入力は、外側半規管、前半規管、後半規管があり、耳石器への刺激入力は、卵形嚢、球形嚢（上下・前後）があります。

　徐々に前庭が慣れて、視覚も安定して代償できるようになります。

　最初は、気分が悪くならない範囲・回数で動かしていきます。

　また、前庭覚と視覚は密接にかかわっているため、視覚のトレーニングとしても有効です。

　次のページから、実際の刺激入力を見ていきましょう。

Step 1　■　姿勢の全体像を知る

［ 三半規管への刺激入力 ］

外側半規管：頭を回旋してエクササイズする

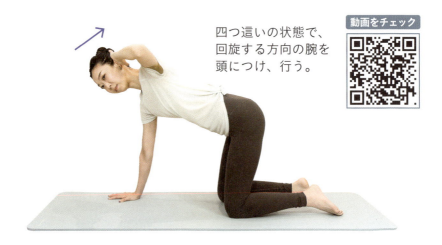

四つ這いの状態で、回旋する方向の腕を頭につけ、行う。

動画をチェック

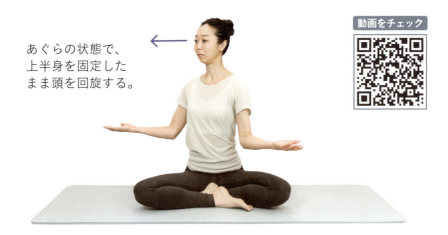

あぐらの状態で、上半身を固定したまま頭を回旋する。

動画をチェック

前半規管：頭を前方向に動かす

背臥位の状態で下肢を伸ばし、腕は前に伸ばしながら頭を前方向に動かす。

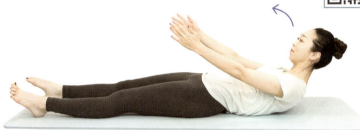

四つ這いの状態で脊柱の屈伸、伸展、側屈、回旋を行う。

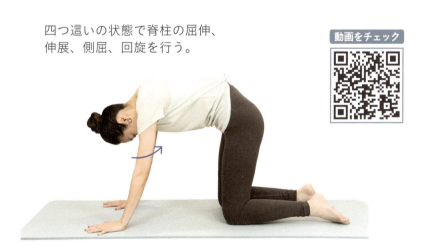

Step 1 ■ 姿勢の全体像を知る

後半規管：頭を後方向に動かす

腹臥位になり、下肢を伸ばした状態で頭を後方向に動かす。

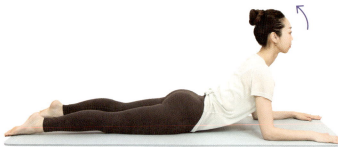

腹臥位の状態で上肢と下肢を片側ずつ、対になるように持ち上げる。

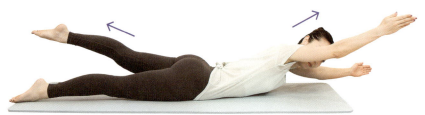

[耳石器の刺激入力]

卵形嚢：左右の動きを取り入れる

座位の状態で上肢を挙上してゆっくりと片側に傾ける。

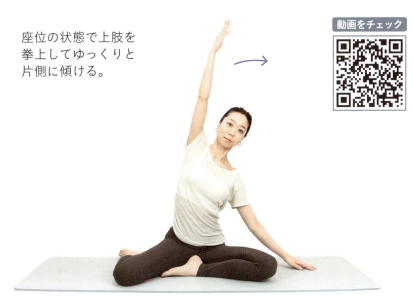

上半身の姿勢を保ったまま、下肢を片側に深く屈伸する。

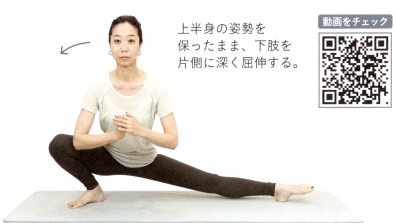

Step 1　■　姿勢の全体像を知る

球形嚢：上下・前後の動きを取り入れる

上半身の姿勢を保ったまま、片脚を前方向に踏み出す。

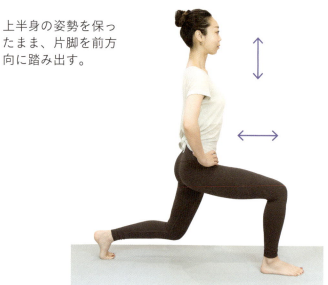

下肢を伸ばした状態で、上半身を後方向に動かす。

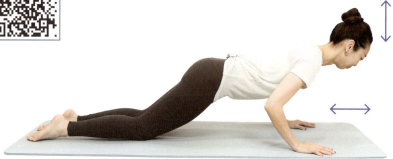

「頭をさまざまな方向に動かし、上下・左右・前後の加速を加えてエクササイズをする」ことが三半規管や耳石器を通して「前庭覚」を刺激することになります。

振り返ると、以下となります。

■ 三半規管への刺激入力
　外側半規管：頭を回旋してエクササイズする
　前半規管：頭を前方向に動かす
　後半規管：頭を後方向に動かす

■ 耳石器への刺激入力
　卵形嚢：左右の動きを取り入れる
　球形嚢：上下・前後の動きを取り入れる

ぜひ、皆さんのエクササイズに取り入れてみてください。

まとめ Point

■ 前庭覚と姿勢の関係性がわかる

■ 三半規管、耳石器の感覚入力方法がわかる

■ 前庭覚の評価、エクササイズを知り実践できる

参考文献
- 浅井友詞・岩崎真一：前庭リハビリテーション. 三輪書店, 2023.
- 肥塚泉：平衡障害の評価とリハビリテーション. 日本耳鼻咽喉科学会会報, 114（9）：784-787, 2011.
- 板東武彦：カラー基本生理学. 西村書店, 2003.
- 後藤淳：感覚入力における姿勢変化. 関西理学療法, 10：5-14, 2010.
- Nilüfer Cerbezer, et al.：The effect of neuromuscular and vestibular-ocular reflex training program on balance, isokinetic muscle strength and proprioception in people with chronic ankle instability, Foot (Edinb), 56：101992, 2023.
- Byung IH, et al.：Vestibular rehabilitation therapy：a review of indications, mechanisms, and key exercises. J Clin Neurol, 7（4）：184-196, 2011.
- THE GOLD ONLINE：めまい・耳鳴り … 耳の構造から理解する「聴覚・平衡感覚」, https://gentosha-go.com/articles/-/15910（2024/11/18）

Step 1 姿勢の全体像を知る

体性感覚で変わる姿勢

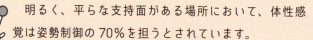

体性感覚を学ぶ意味

　明るく、平らな支持面がある場所において、体性感覚は姿勢制御の70％を担うとされています。
　そのため、平地での姿勢は体性感覚にほとんど頼っていることになります。
　猫背、反り腰などの不良姿勢を改善するためには、適切な体性感覚を入力していくことがポイントです。

1 ■ 体性感覚はどうやって伝わっているの？

体性感覚には、大きく**表在感覚**と**深部感覚**の2つに分かれます。

表在感覚

触覚、
圧覚、
温度感覚、
痛覚

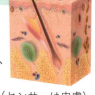

（センサーは皮膚）

深部感覚

位置感覚、
運動感覚、
振動感覚、
深部痛覚

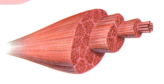

（センサーは筋・腱・靭帯・関節）

表在感覚は、主に「皮膚」がセンサーになり、一方で深部感覚を伝えるのは筋・腱・靭帯・関節です。

そのなかでも**筋肉の長さを感知する「筋紡錘」、筋肉と腱の移行部にあり、腱の張力を知覚する「ゴルジ腱器官」**のこの2つを刺激していくことが体性感覚を入力していくことになります。

体性感覚センサーの特徴をまとめると下記のようになります。

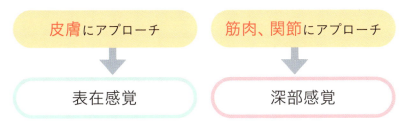

また、この2つの感覚入力が低下すると体からの知らせが届きにくくなり、姿勢が崩れます。

たとえば、デスクワークのように8時間動かない状態では、表在・深部感覚もサボってしまうため姿勢を制御する入力が減るのがわかりますね。

2 ではどうやって体性感覚を入れていけばいいの？

表在感覚と深部感覚を入力していくためには、**皮膚への刺激と筋肉や関節への刺激**が重要でしたね。

表在感覚	深部感覚
皮膚への刺激	筋肉や関節への刺激

Step 1 ■ 姿勢の全体像を知る

表在感覚に関しては、下記の刺激を行いましょう。

■ **動きが悪い部分をさする**
■ **動き方が理解できない・わからない部分をさする**

〔例〕
・猫背の人であれば胸椎部分を触れて、胸椎の伸展を促す
・骨盤が前傾で固まっている人は腸骨から仙骨部分を触れて、骨盤の後傾を促す

※異性で体を触れることに抵抗がある場合は、クライアント自身の手で触ってもらうこともおすすめです。

次に深部感覚です。
インストラクターが現場で深部感覚を入力していくためには「筋紡錘」と「ゴルジ腱器官」を刺激していく視点が重要になります。

■ **筋肉を最大限伸ばす**
■ **自らの力で動かす（曲げ伸ばし）**

この2つが**筋紡錘とゴルジ腱器官**を刺激するポイントになります。

筋紡錘はどの筋肉に多い？

小さい筋肉＞大きい筋肉
短い筋肉＞長い筋肉

筋紡錘は「小さくて、短い筋肉」に密度が多いとされ、「関節を大きく動かす力」はありませんが、筋紡錘が豊富で「筋肉の長さを敏感に感じるセンサー」の役割があります。

3 ■ 具体例・骨盤後傾の不良姿勢に対する感覚入力

下記のようなクライアントがいると仮定して、体性感覚入力の一例を考えてみましょう。

- 骨盤後傾
- 猫背で反り腰
- 姿勢分類としてはスウェイバックタイプ
- ハムストリングスが硬く、骨盤が前傾できない

皆さんは、感覚入力の観点から姿勢改善を考えるとき、どのような方法でエクササイズを提供しますか？

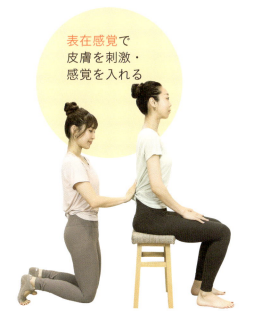

表在感覚で皮膚を刺激・感覚を入れる

① 皮膚感覚で骨盤（腸骨から仙骨）を触り、認識してもらう。

② 座っている状態で骨盤の前後傾を繰り返す（坐骨からの感覚も入るため座位がおすすめ）。

Step 1 ■ 姿勢の全体像を知る

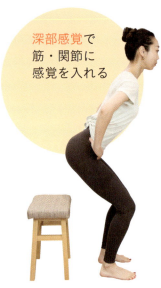

深部感覚で
筋・関節に
感覚を入れる

③ 骨盤を前傾させ、ハムストリングスを伸ばした状態で前屈し、筋紡錘・ゴルジ腱器官に刺激を入れる。

④ 何度か繰り返し、再度立位をとってもらう。

筋肉が硬い・弱いという観点から、上記のような流れで感覚入力を行うことで「感覚の信号が送られていない場所へどうやって感覚入力をしていけばいいか？」という視点に切り替わっていきます。

まとめ Point

- 体性感覚には大きく表在感覚と深部感覚の2つがある
- 皮膚や関節、筋肉から感覚を入力していく
- インナーマッスルは体の状態を知らせてくれるセンサーが豊富

参考文献
- Fay B Horak：Postural orientation and equilibrium：what do we need to know about neural control of balance to prevent falls?Age Ageing, 35 Suppl 2： ii 7- ii 11, 2006.
- B Bertenthal, et al.：Eye, head and trunk control：the foundation for manual development, Neurosci Biobehav Rev, 22（4）：515-20, 1998.

Step 1　姿勢の全体像を知る

体の中の「地図」をつくろう

ボディスキーマ・ボディイメージを学ぶ意味

ここまで、体の感覚入力の話をしてきました。

感覚入力を通して、脳内に体の正確な地図を広げていくことがよい姿勢をつくるヒントになります。

では、「その地図はどのようになっているのか？」を知ることで、エクササイズやストレッチを行う意味が鮮明になります。

地図のもととなる脳内のボディスキーマとボディイメージを理解していきましょう。

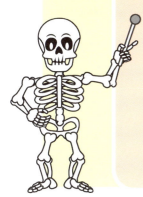

1 ■ 「まっすぐ」の姿勢がとれないのは「地図」がないから

体の感覚入力を振り返る3つの流れ。

■ **姿勢をつくるのは筋肉の弱い・強い、硬い・柔らかいだけではない**
■ **視覚、前庭覚、体性感覚の3つの入力が脳に信号を送る**
■ **その信号の情報を脳が統合して「姿勢」をつくる**

上記の流れから、キレイでまっすぐな姿勢がとれない理由は**体の中の「正確な地図」**がつくられていないからです。

この地図を専門的に**ボディスキーマ、ボディイメージ**とよびます。

2 ボディスキーマ・ボディイメージとは？

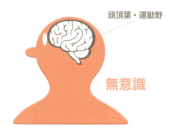
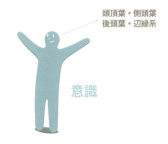

　ボディスキーマは、**感覚入力から無意識に脳内に体の地図をつくることです。**たとえば、私たちが急に飛んできたボールを避けられるのは、無意識に体のサイズを認識するボディスキーマがあるからです。

　体だけではなく野球のバットや箸、テニスラケットなどの道具を使う場合、**「このくらいの長さまでは自分の体」として認識**することができます。また、ボディスキーマは常に経験によって変化していきます。

　ボディイメージは、**意識的に体を認識することです。「自分の体はこうなっている」**という意識や他人、社会からは**「こうやって見られている」**ということを**認識**することができます。また、ボディイメージは、感情や思い込みも影響します。

　この2つが相互に成り立つことによって「自分の姿勢」を正しく認知して、整えることができます。

3 ■ では、実際の現場では どう考えたらいいの？

ポイントはとてもシンプルです。

猫背姿勢で悩んでいるクライアントに対し、下記のようにエクササイズやストレッチをしながら、脳と体を変えていく過程を見ていきましょう。

＜猫背姿勢で悩んでいるクライアント＞

| 1 | 視覚、前庭覚、体性感覚の正しい情報を エクササイズを通して脳に与える |

↓

| 2 | 脳が自分の体を「意識的」に認識していく |

↓

| 3 | インストラクター、トレーナーが 正しい姿勢を伝え、「意識的」に学習してもらう |

↓

| 4 | 脳が徐々に学習し、 「無意識」に体の地図がつくられていく |

↓

| 5 | 「無意識」で姿勢、動きをつくることができるようになる |

ボディスキーマやボディイメージは常に変化しています。長時間のデスクワークによる猫背は、ボディスキーマやボディイメージを変化させ「まっすぐ」という脳の地図をゆがませます。

その無意識と意識に対し、アプローチをしていくことが私たちインストラクターの役割です。

Step 1 ■ 姿勢の全体像を知る

ポイントをおさえて、ボディスキーマ、ボディイメージに対するアプローチの流れを振り返りましょう

1 まずは失われている感覚入力を見つける
（どこが間違った認識か？自分で動かせない部位は？）

2 正しい感覚入力を増やしていく
（体性感覚、視覚、前庭覚など）

3 クライアント自身に意識的に気づいてもらう
（自分で気づくことが大切）

4 繰り返すことで脳が無意識に学習する
（姿勢を学習していく）

　ストレッチや筋トレもボディスキーマ・ボディイメージを理解していることで、見る視点が変わってきます。

まとめ Point

■ ボディスキーマとボディイメージを理解すること

■「意識させる姿勢」と
　「無意識の姿勢」のどちらも大切

参考文献
- Marius Rubo, et al.：Visuo-tactile congruency influences the body schema during full body ownership Illusion. Conscious Cogn, 73：102758, 2019.
- Marios Argyrides, et al.：Body Image, Media Influences, and Situational Dysphoria in Individuals with Visible Physical Disabilities. Int J Psychol Res（Medellin）, 16（1）：78-88, 2023.

Step 1 姿勢の全体像を知る

受身では姿勢は変わらない？
なぜ動くことで姿勢が変わるの？

姿勢改善を学ぶ意味

姿勢改善にもあらゆる方法がありますよね？では、なぜ動くことで姿勢が変わるのでしょうか？よく「運動すると筋肉がつくから」と聞きます。はたして本当にそれだけなのでしょうか？これは、筋肉だけの問題ではなく「いまここに自分がいる」という感覚が姿勢において重要です。自分自身が他人とは違うことを証明するために感覚入力・脳・筋肉などの情報がグルグル働いています。その自分自身を確立するためには「身体所有感」と「運動主体感」がかかわっていきます。

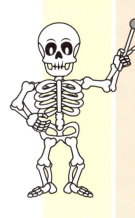

1 ■ 自分の体は自分のものってあたりまえ？

「私の体は私のものである」という概念に身体所有感というものがあります。

自分の体は
自分のものである

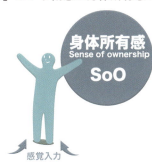

Step 1　■　姿勢の全体像を知る

ここで赤ちゃんの発達を例に挙げてみましょう

■ 生まれたての赤ちゃんは視覚が悪くほとんど見えていない
■ 体性感覚を使って指を舐めたり、ゴロゴロ動くことで「外」と「自分」の境界線を知る
■ 徐々に視覚が発達し、体性感覚と入力が一致することで「身体所有感」が生まれてくる

　私たちは、自分の体を自分のものであると証明するために**感覚入力を使い「自分」の存在証明**をしています。

　しかし、身体所有感は常に変化しているため、毎日家でパソコンやスマートフォンを長時間見るような生活を続けると身体所有感が減り、実際の体と脳でずれが生じるため、結果的に「姿勢」の認識のずれが生じます。

2 ■ 自分の体は思い通りに動いている？

自分の体が
思い通りに動く

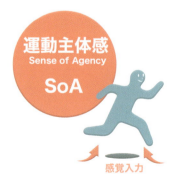

　「**自分で体を動かしている感覚**」が運動主体感です。当然ではないか？と思うかもしれませんが、私たちが運動するときの順序を簡単に見ていきましょう。

1	運動をイメージする（脳）
2	自ら動く（感覚入力を統合する）
3	思い通りに動くことができる（脳や体にフィードバック）

　この過程で、脳と体への指令が一致して**「イメージ通りに体を動かす」**ことができます。このとき、**ミスマッチが生まれると運動主体感が減り、体への認識が低下する**ことにつながります。

　体への認識が減ると姿勢が崩れても自分で認識することができません。

　そして、運動主体感は「自ら動く」ことによって形成されます。

　「受身的なマッサージやストレッチでは、運動主体感が得られにくい」からこそ、姿勢を変えるためには「自ら動く」ことが必要になります。

　皆さんのクライアントは能動的に動いて、体の感覚を感じとっていますか？

3 ■ 2つの概念から「自分」をつくり上げる

　人は、身体所有感と運動主体感の2つから「自分」を確立してます。身体所有感があるからこそ運動ができ、運動主体感によって自己を知覚することができます。

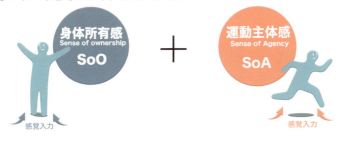

Step 1　■　姿勢の全体像を知る

このことから、2つの概念は相互に成り立っています。
　一方で、身体所有感と運動主体感にゆがみが生じると自分の体を無視したり、否定することが始まります。

■ **標準体重と比べると低体重であるが、本人はもっと痩せたいと願う**
■ **ふだん使わない筋肉や関節は「自分のものではない」と思い始め、使わなくなる**

　実際の体と、脳内の体の表現にゆがみが生じてくると上記のようなことが起こります。

 現場で姿勢を変えるために見るべきポイントは3つ

> 1　**自分の位置、動きを正しく認知しているか？**

> 2　**自分の思い通りの運動ができているか？**

> 3　**自ら動いて運動しているか？**

　闇雲にストレッチや筋トレをしていても「自分自身で動いて体を認知する」ことを無視していては、姿勢は変わりません。

4 姿勢を変えるためには なぜ運動が必要なのか？

たとえば、体が硬い人は「関節が動く」という情報は少なくなります。情報が少なければ、そのぶん「体がどんな状態？」の理解も低くなります。

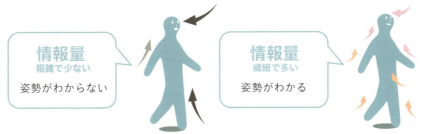

皆さんがやるべきことは、運動を通してクライアントの「気づき」を増やす作業です。

1. 体への「気づき」を増やし → 2. 身体所有感や運動主体感を増やし → 3. 自分自身を見つける

まとめ Point

- 姿勢は自分自身と外側の世界を確立し、分ける作業
- 「身体所有感」と「運動主体感」を得ることが大切
- 運動によって情報を増やすことで、姿勢を変えていくきっかけになる

参考文献
- 太田順, 他：身体性システムとリハビリテーションの科学1 運動制御. 東京大学出版会, 2018.
- 近藤敏之, 他：身体性システムとリハビリテーションの科学2 身体認知. 東京大学出版会, 2018.
- 森岡周：リハビリテーションのための脳・神経科学入門 改訂第2版. 協同医書出版社, 2016.
- Matthis Synofzik, et al.：I move, therefore I am：a new theoretical framework to investigate agency and ownership. Conscious Cogn, 17（2）：411-424, 2008.

Step 1 姿勢の全体像を知る

感情が姿勢にかかわる？

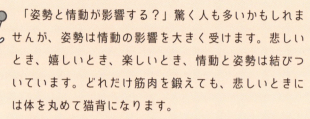

情動と姿勢を学ぶ意味

「姿勢と情動が影響する？」驚く人も多いかもしれませんが、姿勢は情動の影響を大きく受けます。悲しいとき、嬉しいとき、楽しいとき、情動と姿勢は結びついています。どれだけ筋肉を鍛えても、悲しいときには体を丸めて猫背になります。

では、私たちは感情に対してどうやってアプローチしていけばいいのでしょうか？ この項では、姿勢と感情のつながりをチェックしていきましょう。

1 ■ 姿勢が感情をつくる？

　感情とは、人間や動物が物事や対象に対して抱く気持ちのことです。感情には大きく分けて喜び、悲しみ、怒り、諦め、驚き、嫌悪、恐怖などがあり、それぞれの感情によって態度や行動が異なります。

　感情が姿勢に影響すると言われると「感情は、その人の気分だからどうにもできない」と諦めてしまうかもしれません。

　姿勢と表情の研究（春木，2016）では、感情が姿勢をつくるだけではなく、姿勢が感情をつくることがわかっています。

実験は、5つの姿勢で感情を測定しました。

基本の姿勢

自信の姿勢

拒絶の姿勢

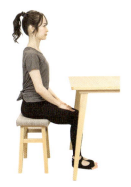
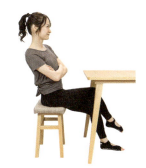
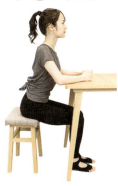

注意の姿勢

落胆の姿勢

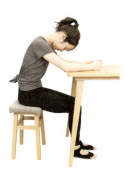

春木豊, 他：新版 身体心理学 身体行動（姿勢・表情など）から心へのパラダイム. 川島書店, 2016. をもとに撮影

その結果、下記のようなことがわかりました。

- ■ **落胆の姿勢で気分が大きくネガティブに変化**
- ■ **自信の姿勢で優越感が高まる**
- ■ **拒絶の姿勢で、非友好的な気分が増加**

また、この一連の研究を通して、特定の姿勢をとることで、決まった感情が導かれることが示されました。

Step 1 ■ 姿勢の全体像を知る

研究結果より、背筋を曲げた姿勢と伸ばした姿勢では、意識状態に大きな変化が出ることがわかっています。

背筋を曲げた
姿勢は、
より**ネガティブ**な
意識状態

背筋を伸ばした
姿勢は、
より**ポジティブ**な
意識状態

このことから、

感情によって姿勢が変化する　だけではなく

特定の姿勢を保った結果、感情はつくられる

ということになります。

面白いですね。

では、私たちはどんな風に現場で応用していけばいいのでしょうか？

2 ■ 猫背姿勢には こんな対処もある！

「最近、仕事のストレスで悲しいことがあって、姿勢が丸くなって、猫背になっている」クライアントがいると仮定します。

感情は姿勢からもつくられるため、嬉しくて自信が溢れるような姿勢を思い返すと胸を張って、シャキッと伸びた姿を思い浮かべますよね？たとえば、1時間のレッスンに次のような運動を取り入れるのはどうでしょうか？

■ **脊柱を伸展するような運動**

■ **腕を上げるような運動**

■ **下半身を伸展するような運動**

前述のように姿勢をポジティブに変えるような動きをたくさん入れることで、姿勢から感情を変え、結果的に姿勢を変えることができます。さらに、感情をコントロールする脳の部分に**「扁桃体」**があります。

　扁桃体は、暴走状態になると常に恐怖を感じやすくなります。その扁桃体を抑える役目が脳の前頭前野という部分です。この**前頭前野は、定期的な軽運動を行うことで活性化する**ことが報告されています。

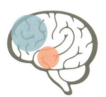
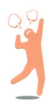

前頭前野
意識の最高中枢
理性的な状況判断を行い
扁桃体を抑制する

扁桃体
情動の中枢。原始的。
怒りで興奮し暴走してしまうことも・・・

「運動によって脳に働きかけて、情動から姿勢を制御する」

これも私たちができる1つのアプローチになりますね。

まとめ Point

- 姿勢が感情に影響する
- 身体への気づきを増やすことで脳を活性化し感情を制御できるようになる

参考文献
- Mastuo K, Kato T, Fukuda M, Kato, N：Alteration of hemoglobin oxygenation in the frontal region in elderly depressed patients as measured by near-infrared spectroscopy. J Neuropsychiatry Clin Neurosci, 12, 465-471, 2000.
- 春木豊, 他：新版 身体心理学 身体行動（姿勢・表情など）から心へのパラダイム. 川島書店, 2016.
- Stepper S & Strack F：Proprioceptive determinants of emotional and nonemotional feeling. Journal of Personality and Social Psychology, 64（2）：211-220, 1993.
- 浅野大喜：人間発達学 Crosslink basic リハビリテーションテキスト. メジカルビュー社, 2021.
- Ying Yao, et al.：The Effect of Tai Chi Chuan on Emotional Health：Potential Mechanisms and Prefrontal Cortex Hypothesis. https://onlinelibrary.wiley.com/doi/10.1155/2021/5549006

Step 1　姿勢の全体像を知る

よい姿勢を長続きさせる方法とは？

運動学習を学ぶ意味

「運動した後はいいけど、1週間後にはすぐに体が戻ってしまう…」このような体験はありませんか？

体への効果を積み重ねるためには「運動学習」の理論を知ることが重要になります。

指導方法・難易度設定などはインストラクターの腕によって学習の進み具合が変わってくるところです。

1 ■ よい姿勢を覚える３つの過程は？

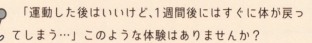

よい姿勢を覚えることは、運動学習を知ることから始まります。
人が学習するステップは、大きく３つあります。

認知段階	運動がまだわからず、多くのことに注意を払っている意識的に運動する段階

連合段階	自分の体の感覚に基づいて基本的な運動パターンを獲得する段階

自動段階	無意識でも運動ができる段階

「よい姿勢を覚えることができない、すぐに戻ってしまう」

　これはまだ運動学習の認知段階です。どんな人でも最初は意識的に認知して、体を動かしている認知段階を通ります。

　まずは、この全体像を知ることでクライアントがどの段階にいるかをチェックしましょう。

2 どうやって学習していけばいいのか？3つの武器！

　では、私たちインストラクターはどのように指導していけばよいのでしょうか？インストラクターには、主に3つのフィードバックの武器があります。

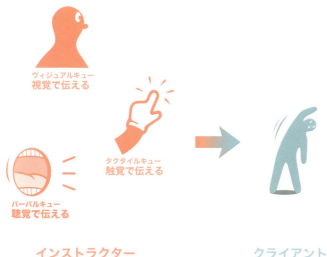

　これらの3つのキューをクライアントに合わせて段階的に提供していくことが重要です。それぞれのキューは入る感覚が異なり、脳への刺激も変わります。

Step 1 ■ 姿勢の全体像を知る

【 段階に応じてキューを変化させていく 】

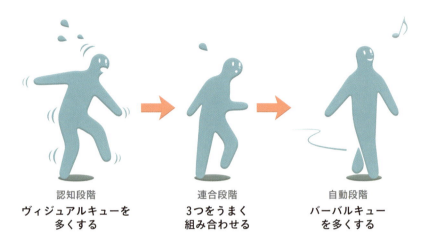

認知段階
ヴィジュアルキューを
多くする

連合段階
3つをうまく
組み合わせる

自動段階
バーバルキュー
を多くする

　最初の運動が不慣れなときは、視覚を多く使います。

　運動に慣れてきたら聴覚を使い長期記憶に残していくことで、無意識で体をコントロールできるようになります。

 上記のことを参考にして姿勢指導を行っていきましょう

　また、フィードバックの量が多すぎると依存が起こり、学習が低下することがわかっています。現場で起こりやすいのは「触りすぎる」タクタイルキューの問題です。

　適度なフィードバックに調整し、最終的にはバーバルキュー中心で、自分の内側の感覚を頼りに動けるようにしていきましょう。

3 ■ どんなエクササイズを選択したらいい？

Step 1

エクササイズにはさまざまな種類・方法があります。

では、運動学習の観点からはどんなエクササイズを組み立てていくべきでしょうか？ポイントは難易度の設定・豊富なエクササイズです。

運動学習の観点から、**エクササイズの難易度は成功率60〜80％以内が理想**です。また、同じエクササイズだけを繰り返すのも学習の観点からおすすめしません。一定の運動を繰り返すのではなく、やったことのない新しいエクササイズを取り入れて行うほうが長期的な学習効果が認められています。

相手が半分 以上の確率で 成功するもの	あらゆる環境で 行うこと	新しい エクササイズを 取り入れること

これらに加えてフィードバックの量を調整し、相手の成長を伝えていくことで運動学習が行われていきます。

まとめ Point

■ 姿勢を覚えるためには3つの段階がある

■ 3つのキューを使い、適切なフィードバックを行う

■ エクササイズの選択は難易度、 あらゆる種類・方法を考慮する

参考文献
- Schmidt RA：Motor Control and Learning. A Behavioral Emphasis 4th eds. Human Kinetics, 2005.
- Jackson PL, et al.：Potential role of mental practice using motor imagery in neurologic rehabilitation. Arch Phys Med Rehabil, 82（8）：1133-1141, 2001
- 谷浩明：運動学習理論の臨床応用. 理学療法学, 24：299-304, 2007.

Step 1 ■ 姿勢の全体像を知る

Column　人間の姿勢はロボットじゃない

　本書を作ろうと思った理由の1つは、「姿勢を筋肉だけで説明してしまう過去の自分」がいたからです。私が専門学校で習った姿勢は**「筋肉の弱い・強い、硬い、柔らかいから、姿勢が崩れる」**という「筋肉の観点から説明される姿勢」がほとんどでした。確かに現場に出ると筋肉の要素が姿勢に絡むことは多いです。

　しかし、筋肉だけでは姿勢の説明ができないのです。

■ 猫背の人の背筋を鍛えたけど、
　 シャキッとしない

■ 反り腰の人の腹筋を鍛えたけど、
　 姿勢は変わらない

■ O脚の人の内転筋を鍛えたけ
　 ど、うまく働かない

こんな経験がありませんか？
これがリアルです。

2 認知　脳が理解して
　　　　体に命令を送る

3 運動・活動　筋肉が動いて
　　　　　　　運動（姿勢）に変わる

1 感覚・知覚　感覚が伝わり、
　　　　　　　脳に情報が送られる

　なぜなら、Step1 で説明したように姿勢は3つの流れをもっているからです。
　さらに感情や環境、日々の生活スタイルが「姿勢」に影響を与えます。
　姿勢は私たちが考えるより、もっと複雑なのです。正直に言うと**「毎日1分ですぐに姿勢がまっすぐに！」「腹筋するだけで姿勢がまっすぐに！」「ボールを挟むだけでO脚がまっすぐに！」**と伝えたほうが本も売れると思います。

　しかし、現場は違います。
　人間の体はロボットのように単純ではないのです。

　この本で伝えたいことの1つは、「姿勢という現象をあらゆる観点からとらえよう」という視点を広げることでもあります。
　ぜひ、広い視点で姿勢を考えていきましょう。1度だけではなく、何回も姿勢を振り返って「もしかしたらこの影響があるのかな？」と考えて使ってもらう1冊になれば幸いです。

Step 2

体の姿勢を
正確にとらえる

Step1 では姿勢の全体像を理解しました。
私たちは、姿勢をどうやって評価したらよいのでしょうか？
・背骨のカーブはどうなっているか？
・骨盤の傾きについて
・肩甲骨が下がっているのか？上がっているのか？
・そもそも姿勢は傾いているのか？まっすぐなのか？
　体を正確にとらえることができなければ、正しい姿勢に誘導
することもできません。まずは「相手の体がどうなっているか？
をつかむための知識と技術を学びましょう。

Goal

姿勢をパッと見たときに姿勢がわかる・
筋肉のアンバランスが予測できる
&
体の動きの構造を理解することができる

Step 2 体の姿勢を正確にとらえる

骨から理解する姿勢の基準線

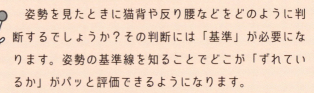

姿勢の基準線を学ぶ意味

姿勢を見たときに猫背や反り腰などをどのように判断するでしょうか？その判断には「基準」が必要になります。姿勢の基準線を知ることでどこが「ずれているか」がパッと評価できるようになります。

まずは、指標となる姿勢の基準線を頭に入れていきましょう。

1 ■ 猫背？反り腰？どうやって判断する？姿勢の基準線！

　私たちが人の姿勢を見たときに**「シャキッとしてキレイな姿勢」**だなと思うのは、重心線に沿った姿勢をとっている人です。重心線に沿った姿勢をとると力学的に安定するため、関節にかかる負担も少なくなります。

 では、その重心線を見ていきましょう

矢状面の重心線は、
耳垂―肩峰―股関節の大転子―膝関節前部（膝蓋骨後面）―外くるぶしの２～3cm前方―になります。

[矢状面]

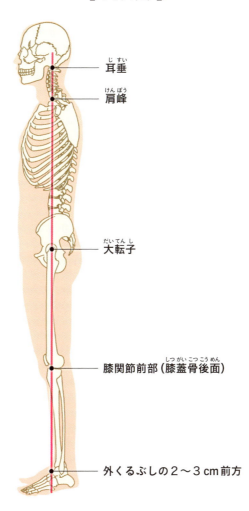

Step 2 ■ 体の姿勢を正確にとらえる

前額面の重心線は、

外後頭隆起—椎骨棘突起–臀裂—両膝関節内側間の中心—両くるぶしの中心

になります。

[前額面]

外後頭隆起

椎骨棘突起

臀裂

両膝関節内側間の中心

両くるぶしの中心

70

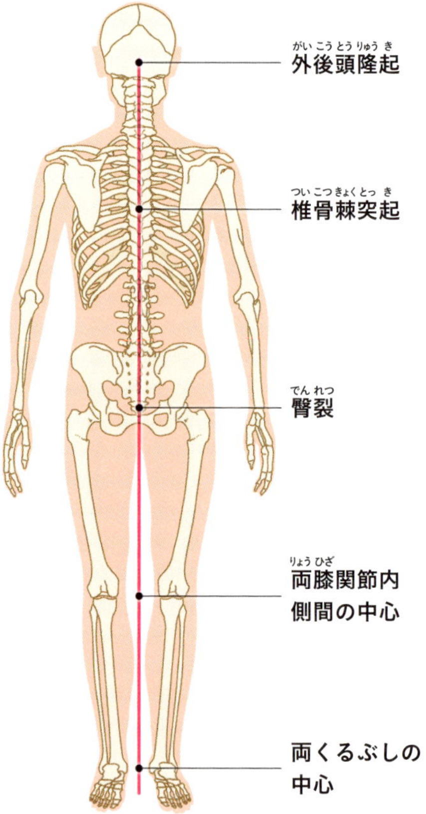

また、皆さんが思い浮かべる「よい姿勢」を数値で示すと以下のようになります。

【 S字カーブ重心位置 】

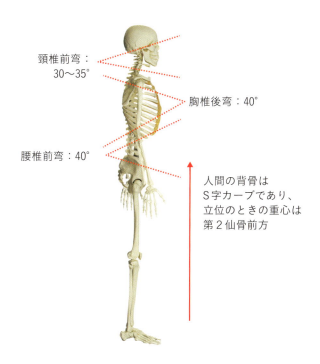

頸椎前弯：
30〜35°

胸椎後弯：40°

腰椎前弯：40°

人間の背骨は
S字カーブであり、
立位のときの重心は
第2仙骨前方

 背骨が滑らかなS字カーブを描いていることが大切ですね

　では、基準線を知ったうえで「どうやって現場で活かすか？」を次のページから見ていきましょう。

Step 2 ■ 体の姿勢を正確にとらえる

2 ■ 重心線からの「外れている部位」を探す

[どこが逸脱してるか？透けて見えるか？]

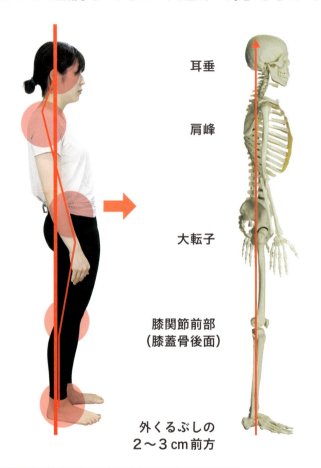

耳垂

肩峰

大転子

膝関節前部
（膝蓋骨後面）

外くるぶしの
2〜3cm前方

重心線がわかったら実際の姿勢評価に活かしていきましょう

ポイントは下記の3つです。

1 足元からまっすぐ重心線を引く

2 外れている部位に着目する

3 外れている部位にはストレスが
かかっているのでは？と予測する

左図のクライアントは、

基準線よりも股関節が前にある ことが特徴的です。

このことから「**姿勢の重心線から外れている股関節周囲に問題が起きている
かもしれない**」と予測を立てます。姿勢と重心線が理解できていれば、姿勢を
見たときに瞬時にストレスがかかりやすい部位を予測することができます。

大切なのはあくまでも予測であり、絶対ではないことです。

Step1で紹介したとおり、姿勢は筋肉だけでは説明ができないことを思い出し
ましょう。

まとめ Point

■ 立位姿勢を評価するためには理想となる基準の線
を理解する

■ 基準からの逸脱＝筋肉のアンバランス、体へのスト
レスを示すヒント

参考文献
● 中村隆一・齋藤宏・長崎浩：基礎運動学第6版. 医歯薬出版, 2003.

Step 2 体の姿勢を正確にとらえる

姿勢を評価するための触診テクニック

触診方法を学ぶ意味

「姿勢を見る」ということは目を使うことになります。しかし、人間の目の評価は差異が出やすいことがわかっています。見るだけではなく、手を使い相手の体を触ることにより客観的な姿勢評価につながります。

姿勢評価において重要な骨の触診部位は「背骨・肩甲骨・骨盤」の3つになります。

まず、この3つの部分を触って姿勢をイメージできるようにしていきましょう。

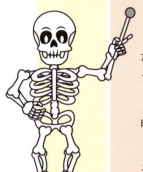

1. 背骨の基礎

背骨は、下記の3つのS字カーブによって力学的にストレスを分散させる構造になっています。

- 頸椎7：前弯
- 胸椎12：後弯
- 腰椎5：前弯

この3つのカーブを目だけで判断できるのでしょうか？
次のページで確認していきましょう。

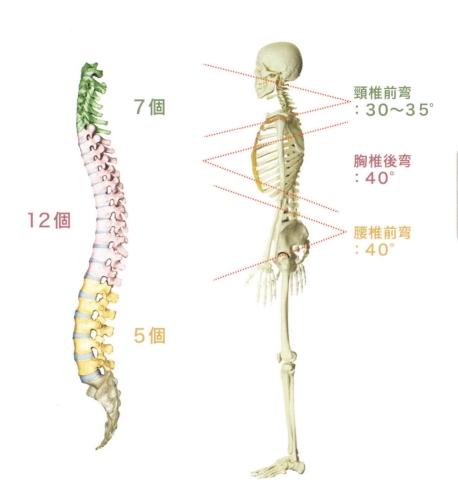

　ベテランと新人の姿勢観察における習熟度を研究した論文では、下半身（股関節・膝関節・足関節）においては観察ができていたが、背骨・肩甲骨・骨盤においては差が出ています。このことから、**体の中心における姿勢評価は見落としが多くなる**ということがわかります。

　だからこそ、触診をして正確に状態をとらえていくことが大切になります。

2 背骨の位置関係を覚える

　背骨の位置関係は、実際に触ったときにわかりやすい部位から探していくことがポイントになります。

【 背骨とその他の骨ポイントの関係性 】

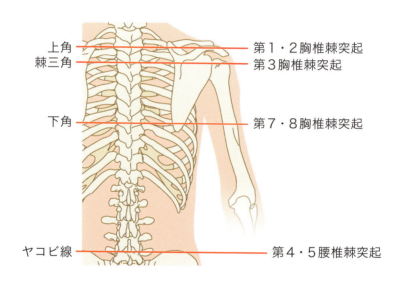

上角 ─── 第1・2胸椎棘突起
棘三角 ─── 第3胸椎棘突起
下角 ─── 第7・8胸椎棘突起
ヤコビ線 ─── 第4・5腰椎棘突起

- 頭を前に曲げたとき、うしろに一番出ている骨が第7頸椎
- 肩甲骨の上角が第1・2胸椎
- 肩甲骨の下角が第7・8胸椎
- 腸骨稜の位置が第4・5腰椎

まずは、大まかな背骨の位置関係を頭に入れておきましょう

【 背骨の触り方の具体的方法 】

　では、具体的な触診から背骨の位置関係を理解していきましょう

① クライアントの頭部を屈曲。そのときにいちばん触りやすくてうしろに出てくるのが頸椎の7番目（棘突起を触れる）ここを基準に始める。

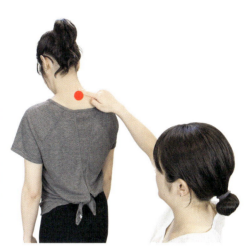

② 頸椎7番目から上にいくにつれて頸椎前弯で触りにくくなる。

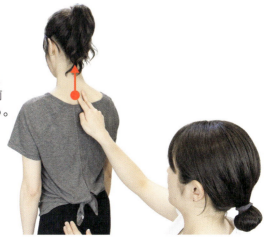

Step2 ■ 体の姿勢を正確にとらえる

　主観的な評価になりますが、数をこなして多くの人の背骨を触っていくことが大切です。多くの臨床を重ねることで、指先の感覚が研ぎ澄まされ、前弯・後弯の判断が瞬時につくようになります。

③ 頸椎7番目から下にいくにつれて胸椎後弯で触りやすくなる。

④ 腰になるにつれて前弯が強くなり、再び触りにくくなる。

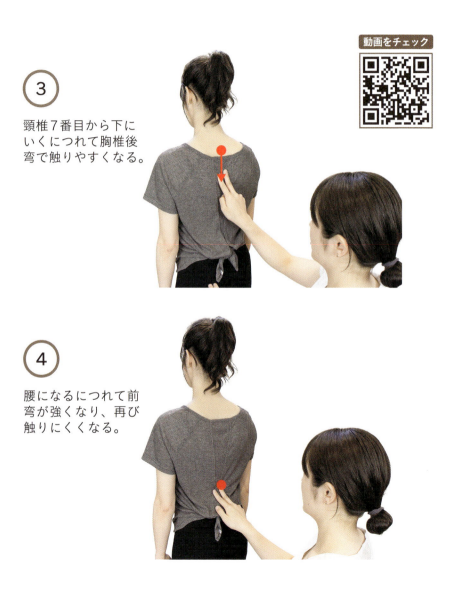

3 ■ 肩甲骨の基礎

「**肩甲骨の正しい位置はどこですか？**」と聞かれたら、どう答えますか？ **猫背や巻き肩などの不良姿勢は「肩甲骨」の位置関係が密接にかかわります。**

肩甲骨が上がりすぎているのか？下がっているのか？横にずれているのか？などの基準を頭に入れておくことがポイントになります。

服の上から見るだけでは、肩甲骨の位置を立体的にとらえることはできません。肩甲骨の正しい位置を把握するためには、触って確認できる技術が必要になります。

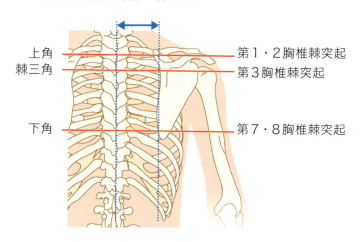

上記の図は、うしろから見た肩甲骨になります。

Step 2 ■ 体の姿勢を正確にとらえる

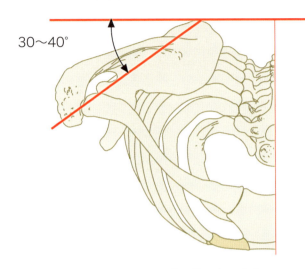

前額面上で30〜40°傾いている

30〜40°

上記は、上から見た肩甲骨になります。

最初に安静時の肩甲骨の正しいポジションをチェックしましょう。

- 上角は第2胸椎棘突起に位置
- 下角は第7胸椎棘突起に位置
- 前額面上で30〜40°内旋位
- 左右の肩甲骨は平行〜軽度上方回旋
- 背骨の正中から肩甲骨の内側縁まで約7cm（約指4〜5本分）

正しいポジションからずれているときは**「肩甲骨周りの筋肉のアンバランスがあるかもしれない」**と予測を立てておきます。

 では、肩甲骨の位置にかかわる筋肉をチェックしてみましょう

4 ■ 肩甲骨の位置を決める筋肉リスト

肩甲骨は、あらゆる筋肉から引っぱられています。

どの筋肉がどの方向に筋肉を引っぱるのかを理解しましょう。

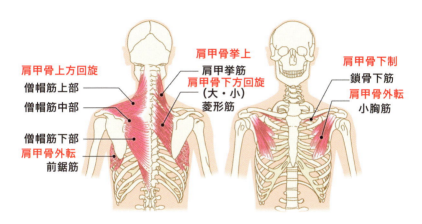

肩甲骨上方回旋：僧帽筋上部、僧帽筋下部、前鋸筋
肩甲骨下方回旋：菱形筋、小胸筋、肩甲挙筋
肩甲骨前傾：小胸筋、前鋸筋上部
肩甲骨後傾：僧帽筋下部、前鋸筋下部
肩甲骨挙上：僧帽筋上部、肩甲挙筋、菱形筋
肩甲骨下制：鎖骨下筋、小胸筋、僧帽筋下部
肩甲骨内転：僧帽筋中部、菱形筋（僧帽筋上部、僧帽筋下部）
肩甲骨外転：前鋸筋、小胸筋

　これらの筋肉の作用を頭に入れておくことで、肩甲骨のアンバランスの原因が理解できるようになります。

Step 2 ■ 体の姿勢を正確にとらえる

5 ■ 肩甲骨の触り方

肩甲骨の位置を確認するときのポイントは下記の2つです。

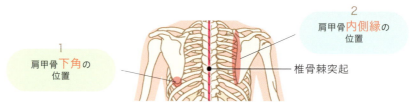

1 肩甲骨下角の位置
2 肩甲骨内側縁の位置
椎骨棘突起

比較的触りやすいため、ていねいにチェックしていきましょう。

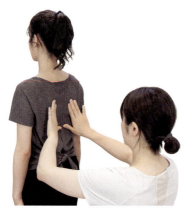

背骨を触り、左右に指を広げていく。

最初に当たるのが肩甲骨の内側縁。

内側縁を上下に触り、肩甲骨の左右差を評価。

肩甲骨の内側縁を触り、下まで移動して肩甲骨の下角に触り、挙上／下制、内転／外転、回旋の左右差を評価。

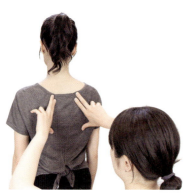

動画をチェック

6 ■ 骨盤の基礎

「骨盤のゆがみ」はよく見かける言葉ですね。**多くの人は「骨盤の左右差がある＝骨盤のゆがみ」ととらえがち**です。しかし、肩甲骨と同様に人間の体は3Dです。左右差だけではなく、骨盤の傾きを理解するためには触診をして立体的にとらえることが大切になります。

7 ■ 骨盤の位置関係

まずは，骨盤の位置関係を理解していきましょう

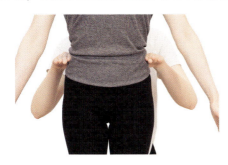

骨盤の腸骨稜は、第4腰椎と第5腰椎のあいだに位置する。

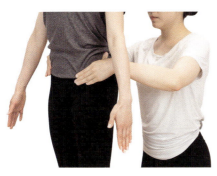

上後腸骨棘は、上前腸骨棘よりも指1〜2本分上に位置する。

Step2 ■ 体の姿勢を正確にとらえる

 横になって、骨盤の位置を把握しましょう

恥骨と上前腸骨棘の三角形が平らな状態が
ニュートラルな位置。

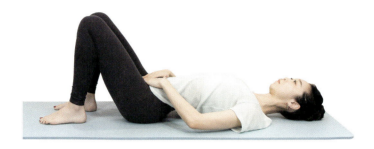

- 骨盤の腸骨稜は第4腰椎と第5腰椎のあいだに位置する
- 上後腸骨棘は上前腸骨棘よりも指1〜2本分上に位置する
- 恥骨と上前腸骨棘の三角形が平らな状態がニュートラルな位置

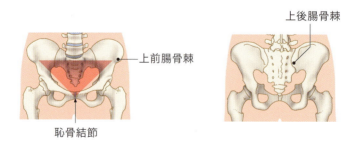

骨盤が上記のような位置関係にあるかどうか？をチェックするために、次のページでは骨盤の触り方を見ていきましょう。

8 骨盤の触り方

骨盤の位置関係を触って理解するために押さえたいポイントは、以下の2点です。

上前腸骨棘（ASIS）　　**上後腸骨棘（PSIS）**

次にそれぞれの骨のポイントと触り方を確認します。

前傾・後傾・挙上・下制などの状態を把握し、骨盤に触れて理解できるようにしましょう。

肋骨と骨盤のあいだに手を置く。左右のおなかから下に手を移動させてあたった骨が腸骨（腸骨の高さの左右差を評価）。

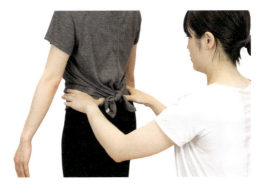

② 腸骨から前に手を動かし、突出している部分が上前腸骨棘（左右差を評価）。

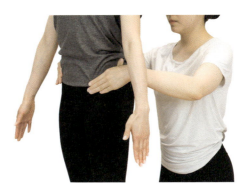

Step 2 ■ 体の姿勢を正確にとらえる

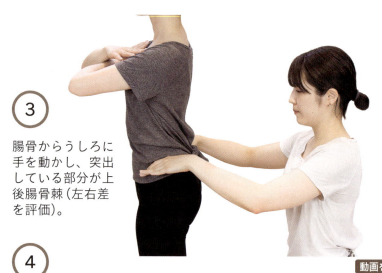

③ 腸骨からうしろに手を動かし、突出している部分が上後腸骨棘（左右差を評価）。

④ 上前腸骨棘と上後腸骨棘の傾きを評価（通常は上後腸骨棘のほうが上前腸骨棘よりも指1〜2本分高い位置にある）。

動画をチェック

まとめ Point

- 姿勢評価は目だけで行うと背骨、肩甲骨、骨盤の観察がしづらい

- 触診を通して、背骨・肩甲骨・骨盤に触れることで立体的に姿勢をとらえる

参考文献
- Neumann DA：Kinesiology of the Mudculoskeletal System：Foundations for Physical Rehabilitation St. Louis, Mosby, pp251-310, 2002.
- Charles A Thigpen, et al.：Head and shoulder posture affect scapular mechanics and muscle activity in overhead tasks. J Electromyogr Kinesiol, 20 (4)：701-709, 2010.
- 中村隆一・齋藤宏・長崎浩：基礎運動学第6版．医歯薬出版，2003.
- 竹井仁：姿勢の評価と治療アプローチ．Spinal surgery, 27 (2)：119-124, 2013.
- 市橋則明：身体運動学．メジカルビュー社，2017.
- Ludewig PM, et al.：Motion of the Shoulder Complex During Multiplanar Humeral Elevation. J Bone joint Surgery Am, 91：378-389, 2009.

Step 2 体の姿勢を正確にとらえる

見て触ってわかる姿勢評価の流れ

姿勢評価方法を学ぶ意味

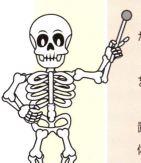

いままでのステップで姿勢の基準線と骨の位置関係がわかるようになりました。

姿勢を基準線から見て、触って評価ができると評価時間をグンと短縮でき、たくさんの情報を得ることができます。

まずは、目で見て基準線を引く。次に触って骨の位置を確かめて予測をする。この一連の流れを手順と具体例を通して確認していきましょう。

1 ■ 基準線から評価する手順

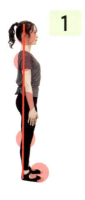
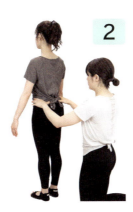
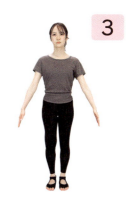

姿勢を見て重心線をイメージし、逸脱している部位を把握する。

背骨・肩甲骨・骨盤を触診し、基準線からどこがどうずれているか？を再確認する。

見て・触って得た評価から筋肉のアンバランスを予測する。

Step2 ■ 体の姿勢を正確にとらえる

2 ■ 骨、姿勢の位置関係が教えてくれるものとは？

　筋肉は骨と骨についているため、**骨の動きを決めるのは筋肉の柔軟性・筋力が影響**します。つまり、骨を触ってみてどんな状態にあるか？がわかれば、筋肉のアンバランスも明確に知ることができます。

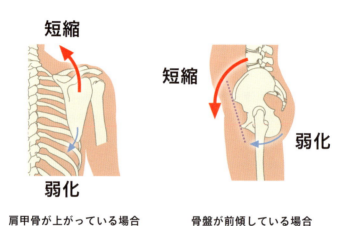

肩甲骨が上がっている場合　　　　骨盤が前傾している場合

　たとえば、肩甲骨が通常よりも上に上がっている場合、下記のような２つの可能性が考えられます。

肩甲骨を
上に上げる筋肉が
短縮

肩甲骨を
下に下げる筋肉が
弱化

88

また、骨盤が通常よりも前傾している場合は下記の可能性が考えられます。

| 骨盤を
前傾させている筋肉が
短縮 | 骨盤を
後傾させている筋肉が
弱化 |

 姿勢が崩れてしまう流れをまとめてみましょう

1　筋肉のアンバランスが何かしらの影響で起こる

2　硬くなった筋肉は骨を引っぱる

3　弱くなった筋肉は骨を正しい位置に止められない

4　姿勢が崩れるときは 2 と 3 が同時に起こる

骨の位置がずれ、基準線からずれ、
姿勢が崩れていく

上記の流れから「**短縮と弱化はセットで起きている可能性が高い**」と考えることが大切になります。

3 具体的な姿勢評価の流れ

では、基準線から姿勢を評価する具体的な例を見ていきましょう。
まずは、前額面からの姿勢評価をしていきましょう。

[前額面からの姿勢評価]

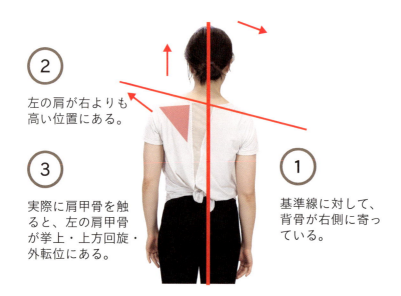

② 左の肩が右よりも高い位置にある。

③ 実際に肩甲骨を触ると、左の肩甲骨が挙上・上方回旋・外転位にある。

① 基準線に対して、背骨が右側に寄っている。

 この場合、考えられる姿勢評価は次のとおりです

左の僧帽筋の短縮
(肩甲骨を挙上する・上方回旋する筋肉)

左菱形筋の弱化
(肩甲骨を下方回旋・内転させる筋肉)

では次に、矢状面上の姿勢評価を見ていきましょう。

[矢状面上の姿勢評価]

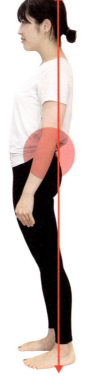

基準線に対して、大転子が前にある。

腰椎前弯・骨盤前傾位にある。

③ 実際に背骨・骨盤を触ってみると反りが強い。

この場合、考えられる姿勢評価は次のとおりです

腸腰筋、脊柱起立筋の短縮
（腰椎前弯・骨盤前傾させる筋肉）

大臀筋、腹筋群の弱化
（腰椎後弯・骨盤後傾させる筋肉）

Step2 ■ 体の姿勢を正確にとらえる

ただ、姿勢を「なんとなく見ている」だけでは、臨床の思考能力は上がりません。

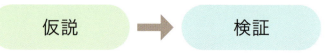

を繰り返すことが大事です。

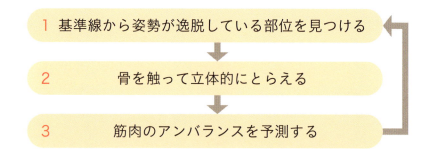

これを繰り返すことによって、姿勢を見るスピードと姿勢をとらえる精度が上がっていきます。

> まとめ Point
>
> ■ 基準線を引く、触る、筋肉のアンバランスを予測することが姿勢評価の最初の一歩
>
> ■ 短縮、弱化している筋肉はセットになる可能性が高い
>
> ■ 実際の現場で繰り返し姿勢評価の検証を行う

Step 2 体の姿勢を正確にとらえる

姿勢分類を知り、アンバランスの予測を立てる！

姿勢の分類を学ぶ意味

姿勢には、有名な分類がいくつか存在します。
その代表的な分類をあらかじめ知っておくことで「〇〇筋が弱い」「〇〇筋肉が硬い」などの予測を立てることができます。
姿勢をパッと見たとき「どんな姿勢か？」をわかりやすくクライアントに伝えるために姿勢の分類を知っておきましょう。

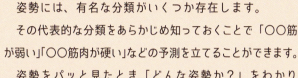

1 ■ 姿勢ごとに筋肉のアンバランスを予測する

筋肉のアンバランスの予測は、あくまでも「なりやすい」だけであり、絶対ではありません。

人によって、硬くなる・弱くなる筋肉はケースバイケースです。姿勢分類は、マッスルバランスの大まかな予測を立てるときに使っていきましょう。

 次のページで代表的な姿勢ごとの筋肉バランスを見ていきましょう

2 姿勢の分類

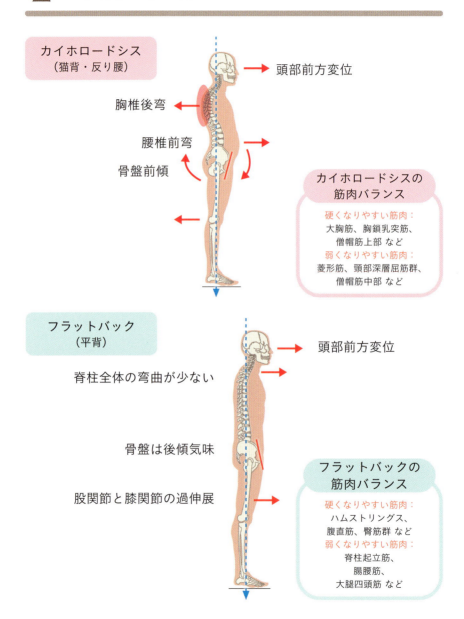

カイホロードシス
（猫背・反り腰）

頭部前方変位
胸椎後弯
腰椎前弯
骨盤前傾

カイホロードシスの筋肉バランス

硬くなりやすい筋肉：
大胸筋、胸鎖乳突筋、
僧帽筋上部 など
弱くなりやすい筋肉：
菱形筋、頸部深層屈筋群、
僧帽筋中部 など

フラットバック
（平背）

脊柱全体の弯曲が少ない

骨盤は後傾気味

股関節と膝関節の過伸展

頭部前方変位

フラットバックの筋肉バランス

硬くなりやすい筋肉：
ハムストリングス、
腹直筋、臀筋群 など
弱くなりやすい筋肉：
脊柱起立筋、
腸腰筋、
大腿四頭筋 など

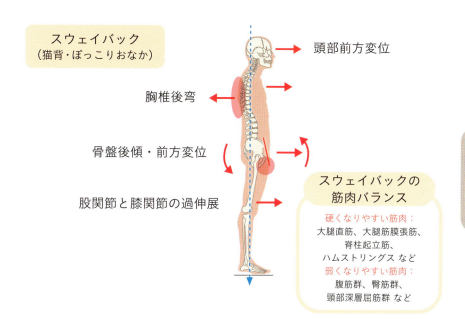

まとめ Point

■ 代表的な姿勢ごとの筋肉バランスを知る

■ 姿勢ごとの筋肉バランスから筋肉の特徴を知る

■ あくまで予測として姿勢分類を使っていく

参考文献
- Florence P. Kendall：Muscles：Testing and Function, with Posture and Pain: Testing and Testing and Function, with Posture and Pain Function, with Posture and Pain. Wolters Kluwer Health, 2014.

Step 2 体の姿勢を正確にとらえる

反り腰改善に必要な胸郭のメカニズム

胸郭の位置関係を確認する意味

呼吸が浅い、猫背、反り腰、力が抜けないなどの要因として「胸郭」が影響します。

胸郭とは、胸椎・肋骨・胸骨とそれに付随する筋肉（外肋間筋、内肋間筋、最内肋間筋、横隔膜）から構成されます。横隔膜を中心とする呼吸筋を動かすことで胸郭も連動して動きます。これらのしくみを知ることで「肋骨が開く・反り腰」の改善の糸口がわかります。

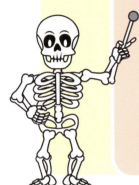

1 ■ 胸郭の動きのメカニズム

胸郭は肋骨、胸椎、胸骨から構成され、鳥かごのように皆さんの心臓や肺を守っています。

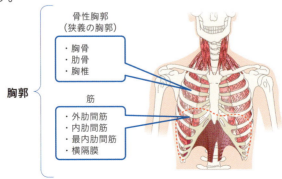

胸郭
- 骨性胸郭（狭義の胸郭）
  - ・胸骨
  - ・肋骨
  - ・胸椎
- 筋
  - ・外肋間筋
  - ・内肋間筋
  - ・最内肋間筋
  - ・横隔膜

では、胸郭はどんな動き方をしているのでしょうか？

　上部と下部の肋骨の違いをとらえ、呼吸をしているときの胸郭の動きを理解していきましょう。

[呼吸時の胸椎〜肋骨の動き（矢状面）]

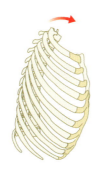

胸椎屈曲：肋骨前方回旋
息を吐く

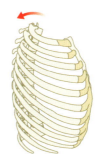

胸椎伸展：肋骨後方回旋
息を吸う

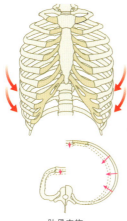

肋骨内旋
息を吐く

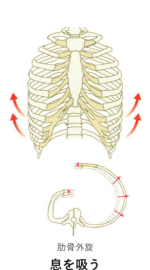

肋骨外旋
息を吸う

Step2 ■ 体の姿勢を正確にとらえる

【 呼吸時の肋骨の動き（上部・下部）】

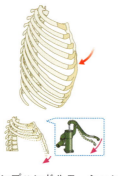

ポンプハンドルモーション
1-6肋骨
胸郭腹側が下方に下制

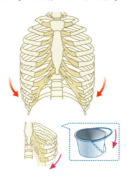

バケツハンドルモーション
7-10肋骨
内側に下制

【 吸気時の肋骨の動き（上部・下部）】

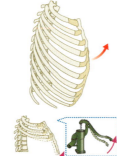

ポンプハンドルモーション
1-6肋骨
胸郭腹側が上方に挙上

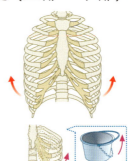

バケツハンドルモーション
7-10肋骨
外側に挙上

息を吸う

- 肋骨が外旋
- 胸骨が前上方に移動
- 横隔膜が下がる
- 胸郭が360°広がる

息を吐く

- 肋骨が内旋
- 胸骨が後下方に移動
- 横隔膜が上がる
- 胸郭が縮む

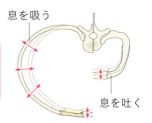
息を吸う
息を吐く

これらの動きに不具合が生じると、そのほかの呼吸筋の緊張が高まり、**肩こりや不良姿勢**につながります。

 姿勢別に見てみると

[猫背姿勢の胸郭の特徴]

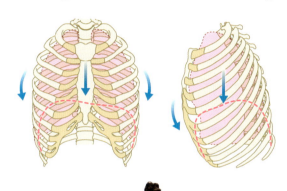

胸椎後弯
胸椎の後弯が過剰。

肋骨内旋
胸骨が下がり、肋骨が内旋。

胸骨下方
胸郭が広がりにくく、呼吸が浅くなりがち。

Step 2 ■ 体の姿勢を正確にとらえる

［ 反り腰姿勢の胸郭の特徴 ］

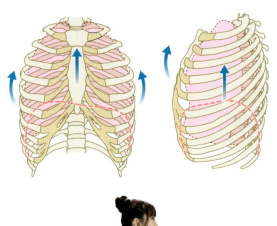

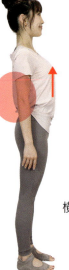

肋骨外旋（ろっこつがいせん）

胸骨が上がり、
肋骨が外旋。

胸骨上方（きょうこつじょうほう）

横隔膜が上下しないと
呼吸が浅くなり、
呼吸数が多くなりがち。

肋骨が広がりすぎると、
横隔膜がうまく上下しない。

　　姿勢は筋肉のアンバランスだけではなく、呼吸や姿勢が影響している可能性もあります。呼吸からも姿勢を確認していく癖をつけましょう。

 では、実際に胸郭を評価してみましょう

2 ■ 胸郭の動きを確認する

【 胸郭の動きの確認方法 】

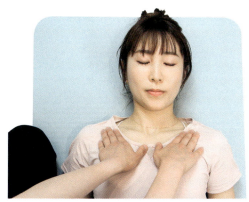

鎖骨のあたりから優しく触れて、
呼吸の動きと上部肋骨の動きをチェック。

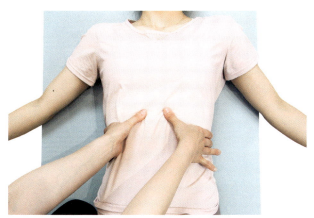

肋骨のあたりから優しく触れて、
呼吸の動きと下部肋骨の動きをチェック。

Step 2 ■ 体の姿勢を正確にとらえる

とくに現場で起こりやすいエラーは、次の4つです。

- 下部肋骨が左右に広がらない
- 肩が上下するように呼吸してしまう
- 息を吸っても吐いても胸郭自体の動きが少ない
- 反り腰の人は肋骨が広がり、下部肋骨の左右が動かない

では、実際にどのように変えていけばよいのでしょうか？

口呼吸の人は鼻呼吸に変える

呼吸を深くする

胸郭が動くまで息を吐いてもらう

息を吐き切ると、息を吸うときにも
胸郭が動くようになる

体の動きを認知してもらうために
クライアント自身に「肋骨」を触ってもらう

上記の内容が現場でできる簡単な胸郭と呼吸のエクササイズです。

胸郭の動きが少なく、呼吸が浅く多くなりやすい人はエクササイズをする前に呼吸でしっかりと胸郭の動きを広げていきましょう。

3 反り腰にみられる肋骨の開き「リブフレア」

肋骨は胸骨に付着しているため、姿勢によって位置が変化します。とくに肋骨が広がった肋骨外旋状態の「**リブフレア**」は反り腰の人に多く見られます。

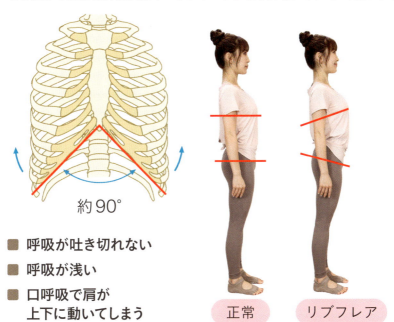

約90°

- 呼吸が吐き切れない
- 呼吸が浅い
- 口呼吸で肩が上下に動いてしまう
- 反り腰

正常　リブフレア

反り腰はリブフレアになりやすい。

上記のことが挙げられる場合は、リブフレアになっている可能性が高いです。では、どのように肋骨の開きをチェックすればよいのでしょうか？簡単な方法として、次のページで左右の肋骨の角度をチェックしていきます。

Step2 ■ 体の姿勢を正確にとらえる

左右の下部肋骨がなす角度を胸骨下角といい、通常は90°程度の角度になっています。

90°以上胸骨下角が広がっている ＝ リブフレアしている

触診方法は肋骨に親指をあてて、角度を確認していきましょう。

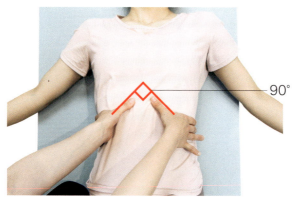

親指で優しく触り、
大体の角度をチェックする。

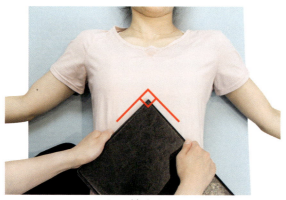

ノートの端をあてると
わかりやすい。

このことから、実際にリブフレアの原因として多く挙げられているのが「**外腹斜筋の筋力低下**」です。

外腹斜筋は、下記のときに働きます。

| 1 最大限、息を吐き切る | 2 胸椎の屈曲・回旋運動 |

リブフレアが確認できたら、画像のように外腹斜筋を使うエクササイズを取り入れてみましょう。

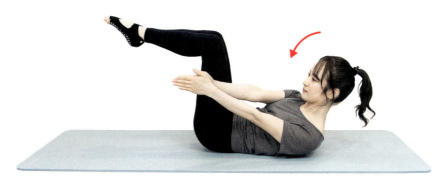

息を最大限吐きながら、胸椎の屈曲と
回旋をすることで外腹斜筋を鍛えることができる。

まとめ Point

- 呼吸機能と姿勢には、密接なかかわりがある
- 胸郭の動きのバイオメカニクスを知る
- エクササイズだけで姿勢が変わらないときは、呼吸を使って胸郭を動かしていく

参考文献
- 医療情報科学研究所（編）：病気が見える Vol.4 呼吸器 第3版. メディックメディア, 2018.
- 伊藤弥生, 他：円背姿勢高齢者の呼吸機能及び呼吸パターンの検討. 理学療法科学, 22（3）：353-358, 2007.
- 草刈佳子, 他：円背姿勢が呼吸循環反応ならびに運動耐容能に及ぼす影響. 理学療法科学, 18（4）：187-191, 2003.
- 井上仁, 他：胸郭の運動学. 理学療法学, 25（12）：1672-1677, 2008.
- 武田広道, 他：骨盤・脊柱アライメントが胸郭可動性と呼吸機能に及ぼす影響. 理学療法科学, 30（2）：229-232, 2015.

Step 2 体の姿勢を正確にとらえる

O脚、X脚改善で見落とせない「下半身のねじれ」

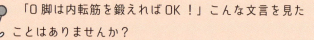

下半身のねじれ関係を理解する意味

「O脚は内転筋を鍛えればOK！」こんな文言を見たことはありませんか？

もちろん、O脚に対して内転筋を鍛えることは重要ですが、それだけでは高い効果を得られません。O脚はただ脚が外に広がっているわけではなく、ねじれを伴います。

そのため、ねじれを理解することがO脚を修正する重要なポイントになります。この項では、O脚の原因である下半身のねじれを正しく評価し筋肉のバランスを理解していきましょう。

　自分の下半身のねじれを自覚している人はどのくらいいると思いますか？
　私たちは、ある程度の筋肉があれば、ねじれを支えることができるため、日常生活にはさほど影響が出ません。そのため、**久しぶりに運動したり長時間体を動かすようなことをしたときに体のどこかに疲れや痛みが出てきます。**

　疲れや痛み程度であればまだいいですが、このねじれが大きな怪我につながる可能性もあります。そうならないように、自分の下半身のねじれを理解していきましょう。

1 ■ 下肢の正しい位置ってどこ？

　下肢の位置関係を理解する方法として、ミクリッツ線とよばれるものがあります。ミクリッツ線とは、大腿骨頭の中心と足関節の中心を直線で結んだものです。これは荷重線であり、**正常の場合ミクリッツ線は「膝の中心」を通ります**。

[下肢の機能的な軸（ミクリッツ線）]

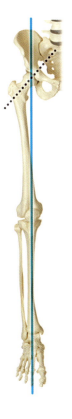

大腿骨頭の中心

正常であれば
膝関節の中心を通る

足関節の中心

Step 2 ■ 体の姿勢を正確にとらえる

[O脚とX脚の場合]

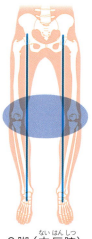

O脚では 膝の内側

X脚では 膝の外側

O脚（内反膝）

3cm以上
離れている

X脚（外反膝）

5cm以上
離れている

　たとえば、O脚のように膝の内側をミクリッツ線が通る場合、膝は外側への力が働きます。そのため、**外側の筋肉（大腿筋膜張筋や腓腹筋外側頭）に負担がかかりやすくなります。** O脚で太ももの外側やふくらはぎの外側が張りやすい理由の1つですね。

　このように、ミクリッツ線から外れることで股関節から膝へのストレスが加わることを理解しましょう。

2 ■ 下肢のねじれの評価

では、さらに細かく下肢を見ていきましょう。

下肢には、**股関節・膝関節・足関節**に適度なねじれが存在します。

また、過度なねじれは**O脚・X脚・膝痛や扁平足やハイアーチ**など、さまざまな問題を引き起こします。

この項では、現場で使いやすいねじれのチェック方法を各関節ごとに紹介していきます。

【 股関節のねじれのチェック方法 】

股関節、膝関節90°のテーブルトップ
ポジションで股関節の位置を確認。

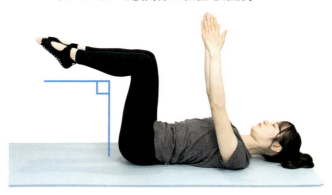

横から見たテーブルトップポジションの基本姿勢

 上記のような姿勢がとれたら、今度は
正面から股関節のねじれを見ていきましょう

Step2 ■ 体の姿勢を正確にとらえる

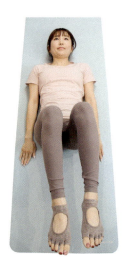 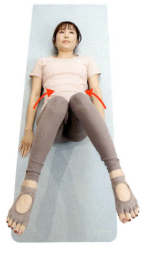 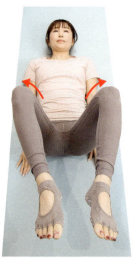

正常　　　　　　内旋　　　　　　外旋

[評価方法1]

1. 股関節、膝関節90°のテーブルトップポジションで股関節の位置を確認。

2. 外旋・内旋どちらにも動かずキープできるのが正常。

3. 外旋・内旋に傾いてしまう場合、股関節からの「ねじれ」を示唆。

【 膝のねじれのチェック方法 】

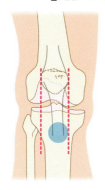

1：膝蓋骨の両側から線を引く。
2：その真ん中に脛骨粗面がある。
3：膝蓋骨の両側の線から
　　外れている場合は、重度のねじれ。

【 評価方法２ 】

1　下腿が過度に外に向いていないかを確認。

2　膝のお皿の左右の縁の真ん中に
　　脛骨粗面（脛の出っ張り）があるのが正常。

3　過度にずれている場合は、股関節〜膝関節からの
　　「ねじれ」を示唆。

【 簡単なアーチチェック方法 】

【 評価方法３ 】

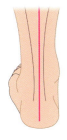 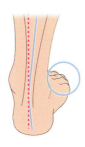

1　立位で扁平足の有無を確認。

2　後方から足の指を見たときに小指側がよく見えている場合は、陽性(Too many toe sign)。

3　足関節からの「ねじれ」を示唆。

このように「どこからねじれているのか？」を知ることで、アプローチする場所がさらに明確に決まっていきます。

Step2 ■ 体の姿勢を正確にとらえる

3 ■ ねじれの筋肉バランスを3Dで考える

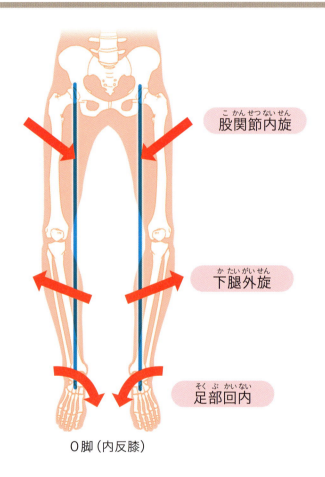

O脚（内反膝）

　では、実際の筋肉のバランスを見ていきましょう。O脚でよく見かける上図のような姿勢の筋肉バランスを考えてみましょう。
　これは単純に「内ももが硬くて、お尻が弱い」という単純な話ではありません。

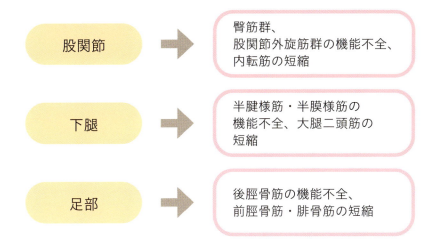

など、上記のようなことが考えられます。

O脚のようなねじれは、下半身全体でバランスをとっています。**「O脚＝内転筋トレーニング」だけではない**ことを理解し、3Dでとらえるという総合的な評価をしていくことが大切になります。

まとめ Point

- 下肢の正しい位置を知る
- 下肢のねじれがどこから起こっているか？を評価する
- ねじれから筋肉のアンバランスを予測できるようにする

参考文献
- 園部俊晴：園部俊晴の臨床 膝関節. 運動と医学の出版社, 2021.
- 和田野安良, 他：筋骨格障害学. 理工図書, 2014.

Step 2 体の姿勢を正確にとらえる

脚の左右の長さが違う？脚長差の理解

脚の位置関係を確認するべき意味

「脚の長さが違う気がする」そんなお悩みの人を担当することはありませんか？

骨盤や背骨の位置がずれるだけでも脚の長さは変わります。多くの場合が見かけ上の脚長差であり、筋肉のアンバランスを変えるだけで脚の長さを修正することができます。今回は、脚の長さについて勉強していきましょう。

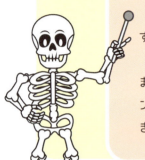

1 ■ 脚長差とは何か？

脚長差とは、脚の長さの差のことを指し、左右の脚（下肢）の長さが違う状態です。

 脚長差は主に2つに分かれます

機能的脚長差	構造的脚長差
脊柱側弯や骨盤の傾斜に伴う、2次的な左右差	生まれつきの骨格構造の短縮や手術後に生じる左右差

構造的な脚長差に関しては、運動で変えていくことはむずかしくなります。

一方、**運動で変えていけるのが機能的脚長差**であり、多くの脚長差が機能的脚長差になります。

骨盤・股関節・膝・足のアーチなどの位置のずれによって私たちの体には下記のようなことが起きています。

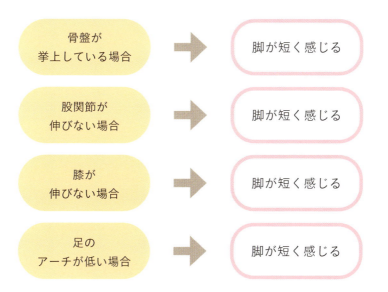

脚の長さの差は、関節の位置関係によって感じます。

このような脚長差の場合は、原因である関節部位を正しいポジションにするだけで、脚の長さの差を感じにくくなります。

 次のページで、脚長差について詳しく解説していきます

Step2 ■ 体の姿勢を正確にとらえる

2 ■ 脚の長さを測定する

　脚の長さは、メジャーを使って3種類の測定をします。
　また、この脚長差によって、どの関節の影響が大きいのかを知ることができます。

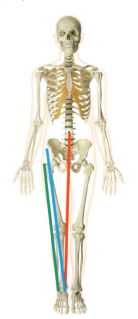

転子果長（てんしかちょう）：大転子から外くるぶし
　　　　　　→膝関節の影響を受ける

棘果長（きょくかちょう）：上前腸骨棘（ASIS）から内くるぶし
　　　　　　→股関節の影響を受ける

臍果長（せいかちょう）：へそから内くるぶし
　　　　　　→骨盤の傾きの影響を受ける

　　棘果長では　　　　　　　臍果長で
　　左右差がない　　　　　　左右差がある

　上記のような場合、**骨盤の左右の傾きが影響している可能性が高い**と考えられます。棘果長は骨盤の傾きの影響を受けないため、このように鑑別することが可能です。また、メジャーがない場合次ページのような大まかな計測でも現場レベルとしては重要です。

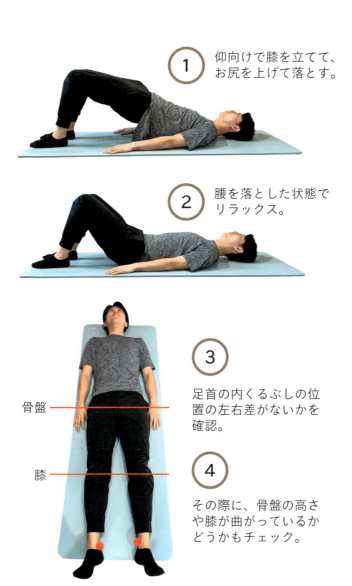

1 仰向けで膝を立てて、お尻を上げて落とす。

2 腰を落とした状態でリラックス。

3 足首の内くるぶしの位置の左右差がないかを確認。

4 その際に、骨盤の高さや膝が曲がっているかどうかもチェック。

骨盤

膝

Step 2

　これだけでも、大まかに**「脚の長さに左右差があるかどうか？」**を知ることができます。状況に合わせて使い分けてみましょう。

Step 2 ■ 体の姿勢を正確にとらえる

3 ■ 脚長差から予測する筋肉のバランス

具体的な脚長差の例を考えてみましょう。

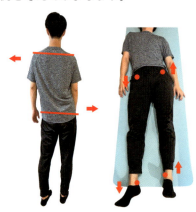

- ■ 右脚が長く感じて、立っているときに腰が痛いという悩み
- ■ 実際に内果の位置は、右脚が長い
- ■ 骨の位置をチェックしてみると左の骨盤が挙上、腰椎の側屈もある

　このような場合は骨盤の位置を整え、腰椎の側屈を修正することで脚長差を改善できる可能性があります。ただ、「**脚長差**」としてとらえるのではなく「**どの関節のどの部位が影響しているか？**」を評価していくことが重要になります。

まとめ Point

- ■ 脚長差を評価できるようにする
- ■ 機能的な脚長差の原因を探っていく

参考文献
- 中野渡, 他：人工股関節置換術後の機能的脚長差が健康関連QOLに及ぼす影響. 理学療法学, 43 (1)：30-37, 2016.
- 本多裕一：補高による脚長差歩行時の股関節周囲筋活動に関する一考察. Vol.41 Suppl. No.2（第49回日本理学療法学術大会 抄録集）, 2014.
- 神先秀人, 他：脚長差による歩行中の重心移動への影響. 運動生理, 8 (2)：103-109, 1993.

Step 3

姿勢を変える
感覚入力エクササイズ

　Step1 で姿勢の成り立ちから、Step2 で姿勢をどうやって正確にとらえていくか？をお話ししてきました。次のステップでは、姿勢を変えていくための評価をしていきます。

　とくに重要なのが「正しい体の感覚入力を増やして脳に届ける」ことです。「自分の体で使っている部位や動いている感覚がわかり、その部位が思ったとおりに動いている」ことです。

　この step3 では、頭、脊柱、骨盤、股関節に対してステップごとに感覚を入れるエクササイズを紹介します。

　感覚が正しく入り、自分でコントロールができるようになることで姿勢を変えるヒントを得られます。

Goal

感覚入力に着目して
エクササイズを考えられる

Step 3 姿勢を変える感覚入力エクササイズ

姿勢改善のために必要なこと

姿勢改善のために必要なことを学ぶ意味

筋トレをしてみる、ストレッチをしてみる、でも姿勢は変わらなかった。その真相は何なのでしょうか？ 筋肉だけで姿勢はつくられていないことはStep1でも解説しました。

では、実際に姿勢を変えるためには何が必要か？ 現場目線での原則をお話ししていきます。

1 ■ 使っていない部分は「使わないように学習する」

人間の体は、ふだん使っていない部分は使わないようになります。

これは、脳卒中のリハビリテーションの用語で、**学習性不使用**というものがあります。

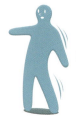

学習性不使用
Learned non use
自分の体を認知できない
↓
使用しない
↓
脳が学習

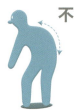

不良姿勢も似ている

120

たとえば、「麻痺がある手足を使わない状態が長く続くと、使わないことを学んでしまう」ということです。

では、1日10時間のデスクワークでほとんど動かない状態であればどうでしょうか？ このときの筋肉や関節を考えると、背骨や骨盤は曲がったまま硬まってしまいます。

さらに背骨や骨盤は**「使わないことを学んでしまう」**ため、まさに学習性不使用のような状態になってしまうのです。

このような状態で、下記のようなことをクライアントに伝えてストレッチやトレーニング指導をしても思ったとおりに体は動きません

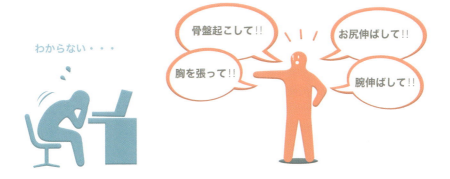

ただ形を真似てやってみてもまったく効果が出ないのは、このような理由があるからです。

ではインストラクターはどう指導していけばいいのでしょうか？

次のページで解説をしていきます。

Step3 ■ 姿勢を変える感覚入力エクササイズ

2 ■ 「使っている感覚」を入れていく

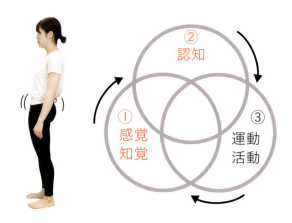

まず、とてもシンプルに下記のようなサポートを取り入れていきます。

| 1 使っている感覚を入れる | 2 自分でわかる / できる |

では、実践レベルで NG パターンと OK パターンの具体例を見てみましょう。

【 骨盤の動かし方がわからないクライアントの場合 】　　NGパターン ✕

1　骨盤の前傾の動かし方がわからない（使い方を忘れている）

↓

2　インストラクターは骨盤前傾させる腸腰筋のエクササイズを行う

↓

3　終わった後、骨盤を動かしてもらう

↓

4　できない…

NGパターンでは、感覚入力が少なく、手が自分の体を認知する場面がほとんどありません。これでは「**感覚→認知**」のつながりがなく、動きを覚えることにつながりません。

【 骨盤の動かし方がわからないクライアントの場合 】

OK
パターン

1	骨盤の前傾の動かし方がわからない （使い方を忘れている）

↓

2	インストラクターは骨盤を触り（タクタイルキュー） 感覚を入れる

↓

3	鏡を見てもらいながら（ヴィジュアルキュー） 視覚から感覚を入れる

↓

4	「骨盤を卵みたいに前に転がしましょう」と 言葉(バーバルキュー)で感覚を入れる

↓

5	本人に確認して「わかってきたこと」を 共有する（認知できてきた）

OKパターンのように**感覚を入れる**ことで**脳が認知し、自分の体で再現できる**ようになります。このような流れがとても大事です。

まとめ Point

■ 使わない部分は使わないことを学習してしまう

■ 使っている感覚を入れて体を認知させていくことが大切

■ 感覚→認知→活動のサイクルをつくることが姿勢を変えていくことになる

Step 3 姿勢を変える感覚入力エクササイズ

Head コントロール

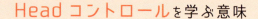

Head コントロールを学ぶ意味

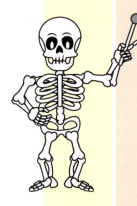

頭部から頸部の動きの癖は、首こり、肩こりに影響します。頭の位置が0°のときは、首にかかる重さは約4.5〜5.5kg。スマートフォンを使用するような首の角度（60°）になると約27kgの重さがかかります。

頭の位置が悪い状態にあると、首から肩にかかるストレスは5倍以上にもなります。

さらに、頭部を正しくコントロールできるようになることで視覚・前庭覚が正しく入力され、姿勢に反映されていきます。

1 ■ 頭部から頸部の解剖学・運動学と現代人の特徴

頭部のコントロールに重要な頸椎の可動域を次のページのグラフから見てみましょう。

- ■ 頸椎の回旋可動域は上位頸椎の1〜2番目が大きい（全可動域の49%）
- ■ 頸椎の屈曲、伸展は下位頸椎の4〜7番目が大きい

現代人の多くは、スマートフォンやパソコン作業による頭部前方位姿勢がエラーの中心になります。

背骨の動き・可動域まとめ

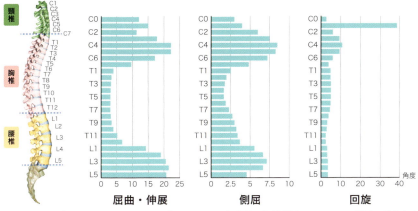

ヤニス・シャブロフスキス & クリスタプス・レイツ：伝統的な解剖学的平面における椎骨の動きをもとに作成（https://www.anatomystandard.com/biomechanics/spine/rom-of-vertebrae.html）

 それでは、現代人に多い頭部前方位姿勢を見ていきましょう

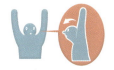
腕を挙上したときに頭が前に出る

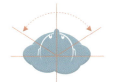
正しい頭部のポジションで回旋可動域が足りない

体を起こすときに頭が優先的に前に出る

四つ這いになると頭が落ちる

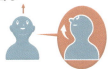
顎が常に上がっている

このような動きのエラーは、頭部のコントロールを改善していく目安になります。

2 現代人の代表的な頭から頸部筋肉のバランス

頭から頸部にかけての筋肉を挙げています。

そこから、現代人がなりやすい筋肉のバランスを細かく見ていきましょう。

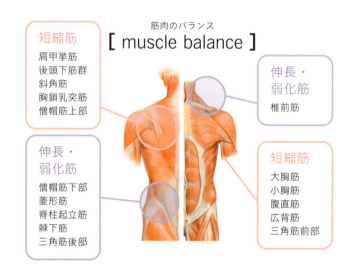

[muscle balance] 筋肉のバランス

短縮筋
- 肩甲挙筋
- 後頭下筋群
- 斜角筋
- 胸鎖乳突筋
- 僧帽筋上部

伸長・弱化筋
- 椎前筋

伸長・弱化筋
- 僧帽筋下部
- 菱形筋
- 脊柱起立筋
- 棘下筋
- 三角筋後部

短縮筋
- 大胸筋
- 小胸筋
- 腹直筋
- 広背筋
- 三角筋前部

頭部前方位姿勢の特徴は、下記のようになります。

- ■ 首のうしろの後頭下筋群が硬くなる
- ■ 前方にある椎前筋の働きが弱くなる
- ■ 代償でアウターマッスルが過剰に緊張する

実際に深部の屈筋群の機能が低下し、表面の筋による運動パターンに切り替わると、後頭下筋群が硬くなり、首の痛みにつながります。

正しい頭部の位置を認知するためには、後頭下筋群を伸ばし、深部の屈筋群のエクササイズをすることが重要になります。

3 こんなに多い！後頭下筋群のセンサー！

とくに Head コントロールで重要なのが**後頭下筋群**です。

この筋肉は後頭骨のうしろにある首のインナーマッスルで、筋肉の長さを教えてくれるセンサーです。そのため、頭部や頸部の位置関係を知らせてくれる役目も担っています。

頸部の筋紡錘密度は最も高い

	筋紡錘数 （個）	筋紡錘密度 （1g あたり）
上頭斜筋	36	189.5
下頭斜筋	88	266.7
大・小後頭直筋	58	98.3
頸長筋	143	44.4
多裂筋	111	20.9

谷田惣亮ほか：頸椎スタビライゼーションエクササイズが重心動揺に与える影響. 佛教大学保健医療技術学部論集，13：18-19，2019. をもとに作成

実際に後頭下筋群の筋紡錘の密度は非常に高く、なかでも後頭下筋群の中の**「下頭斜筋」**が最も高いのです。その下頭斜筋が働く動きが頸椎の回旋です。

首を左右に動かす動きが大切なのは、インナーマッスルの観点からも理解できますね。

Step 3 ■ 姿勢を変える感覚入力エクササイズ

4 ■ 4つのHeadコントロール評価ステップ

　頭部の正しい位置関係は耳垂から肩峰が一直線上にあり、適度な頸椎の前弯が必要です。この状態を保ちながら、エクササイズをしていくことがポイントになります。
　レベル1から進めていき、むずかしい場合は1つ前のコントロールから始めていきましょう。**感覚入力は回数や力ではなく、正しく感覚が入ることが重要**になります。きちんと狙った筋肉・動きになっているか、細かくチェックしていきましょう。

レベル

[仰向けのHeadコントロール]

1 仰向けの状態から、頭をつけたまま顎を軽く引く。目安は顔のラインが床と平行になる。

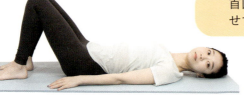

NG ✕ 顎が上がってしまう・首の周りの筋肉が緊張してしまう。

2 顎が上がらないように頭部を左右に回旋させる。

3 首回りの筋肉が過剰に緊張せずに回旋できればOK。

動画をチェック

128

レベル

[カールアップの Head コントロール]

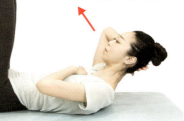

1 顎を軽く引いた状態で、背骨の延長線上に頭部があるように上体を引き起こす（足を上げなくてもOK）。

2 おなかを使う感覚と、背骨の延長線上に頭の位置が保たれていればOK（この状態で5回以上カールアップができる）。

3 肩甲骨が床から離れるまで持ち上げる。

NG ✕ 顎が上がる・頭が背骨のラインよりも前に出てしまう・首のうしろが痛くなる・おなかに力が入る感覚がない。

Step 3

動画をチェック

Step3 ■ 姿勢を変える感覚入力エクササイズ

[座位の Head コントロール]

1 顎を軽く引いた状態で、耳垂・肩・股関節が一直線になるようにする。

2 肩関節を屈曲し、下ろすときは外転させて下ろす。

NG ✗ 顎が上がる・頭が背骨のラインよりも前に出てしまう・肩(三角筋)が張ってしまう・肩甲骨が過度に挙上する。

3 頭の位置が保たれた状態で腕を動かせたら OK。

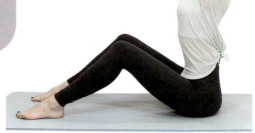

動画をチェック

130

[四つ這い姿勢での Head コントロール]

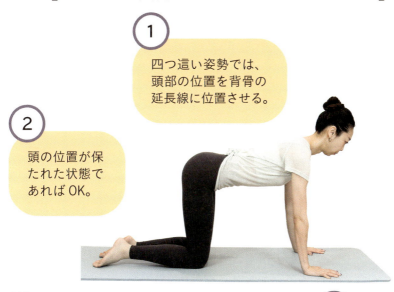

1. 四つ這い姿勢では、頭部の位置を背骨の延長線に位置させる。

2. 頭の位置が保たれた状態であればOK。

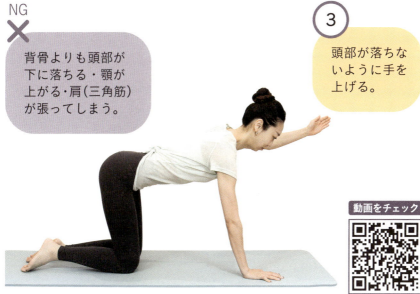

3. 頭部が落ちないように手を上げる。

NG ✕ 背骨よりも頭部が下に落ちる・顎が上がる・肩（三角筋）が張ってしまう。

Step 3

動画をチェック

Step3 ■ 姿勢を変える感覚入力エクササイズ

- 仰向けの Head コントロール
- カールアップの Head コントロール
- 座位の Head コントロール
- 四つ這い姿勢での Head コントロール

これらの4つのステップで、Head コントロールを整えていきましょう。

 最終的には、下記が Head コントロールのゴールです

- 重力がかかっている状態でも頭部の位置がコントロールできる
- 上半身の動きにつられないようにすること

ここまでできていれば、猫背や頭部が前に出るような状態が変化していきます。

まとめ Point

- 頭部は常に重力にさらされて、頭部前方位姿勢になりやすいのが特徴
- 頭部から頸部の周囲の筋バランスを整えて、常に重力に負けない位置をつくる

参考文献

- Ishii T, Mukai Y, Hosono N, et al.：Kinematics of the subaxial cervical spine in rotation in vivo three-dimensional analysis. Spine（PhilaPa 1976）, 29：2826-2831, 2004.
- Ishii T, Mukai Y, Hosono N, et al.：Kinematics of the upper cervical spine in rotation：in vivo threedimensional analysis. Spine（PhilaPa 1976）, 29：E139-E144, 2004.
- Ishii T, Mukai Y, Hosono N, et al.：Kinematics of the cervical spine in lateral bending：in vivo three-dimensional analysis. Spine（Phila Pa 1976）, 31：155-160, 2006.
- Kenneth K Hansraj：Assessment of stresses in the cervical spine caused by posture and position of the head. Surg Technol Int, 25：277-279,2014.
- Gwendolen A Jull, et al.：Clinical assessment of the deep cervical flexor muscles：the craniocervical flexion test. J Manipulative Physiol Ther, 31（7）：525-533, 2008.
- Seung Kyu Park, et al.：Analysis of mechanical properties of cervical muscles in patients with cervicogenic headache. J Phys Ther Sci, 29（2）：332-335, 2017.

Step 3 姿勢を変える感覚入力エクササイズ

Scapula/Shoulder コントロール

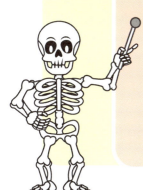

Scapula/Shoulder コントロールを学ぶ意味

肩甲骨をただ、ストレッチするだけでは変わりません。まずは、8種類の肩甲骨の動きを知り、自分の体で能動的にコントロールできることが大切です。肩甲骨に感覚を入れて、認知させることがポイントになります。

1 ■ 肩甲骨の動きと解剖学

肩関節の動きは「**肩甲骨**」という土台のもとに成り立っています。
　そのため、肩甲骨が自由にコントロールできることが「肩がよく動く」ことへの一歩になります。

肩甲骨の動きは全部で8通りあり、この8通りの動きを
まんべんなく、自由にコントロールできることが
肩関節全体にとって、重要なキーポイントになります
次のページで見ていきましょう

Step3 ■ 姿勢を変える感覚入力エクササイズ

[肩甲骨の動き]

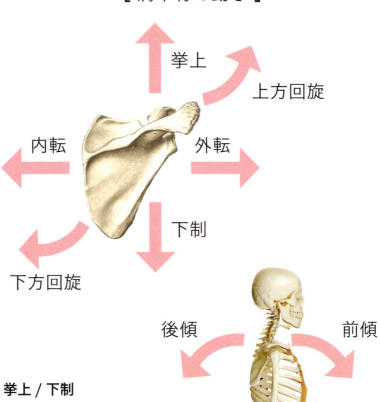
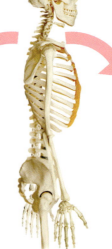

- 挙上 / 下制
- 内転 / 外転
- 上方回旋 / 下方回旋
- 前傾 / 後傾

2 ■ 現代人の肩甲骨のエラーの特徴

　現代人の姿勢は、スマートフォンやパソコンを長い時間使うため姿勢が**頭部前方変位、肩甲骨挙上・前傾になりやすいのが特徴**です。

　この状態が長く続くことで、**動きの癖や不良姿勢が脳に学習**されていきます。肩がこる、首が痛いと訴えているクライアントの肩甲骨は下記のようなエラーがよく見られます。

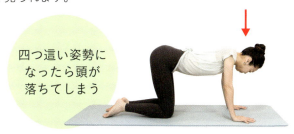

四つ這い姿勢になったら頭が落ちてしまう

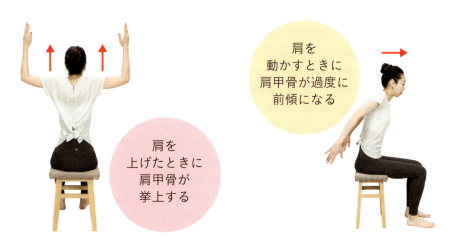

肩を上げたときに肩甲骨が挙上する

肩を動かすときに肩甲骨が過度に前傾になる

　このようなエラーが見られたときは、肩甲骨の感覚を入れるエクササイズを取り入れて**「肩甲骨が動いているのがよくわかる」**という状態まで変化させていきましょう。

3 3つのScapulaコントロール評価ステップ

「肩甲骨」を意識させるのは簡単ではありません。なぜなら、体幹とは直接つながっていない浮遊している骨だからです。

ステップとしては、四つ這い姿勢から始めましょう。

この姿勢をとる理由は、**上半身・下半身を介して感覚入力が肩甲骨に伝わり「肩甲骨」を認知しやすくするため**です。

主に次のような3つのエクササイズで評価をしていきます。

レベル

[四つ這い姿勢からのスパインコンビネーション]

1 手は肩関節の真下、膝は股関節の真下、耳垂・肩峰・大転子を一直線上に姿勢維持。

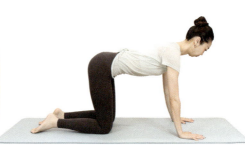

2 脊柱の屈曲、伸展、側屈、回旋を行う。

脊柱の屈曲

肩甲骨挙上、外転、上方回旋、前傾

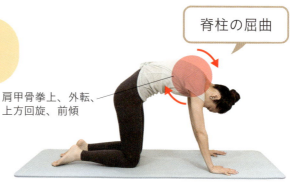

脊柱の伸展

肩甲骨下制、内転、
下方回旋、後傾

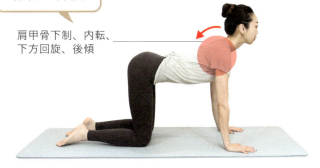

脊柱の側屈、回旋

肩甲骨下制、
下方回旋

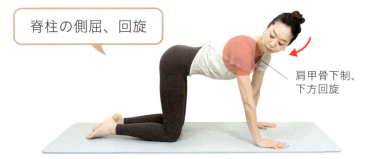

③ 肩甲骨が背骨の動きに連動して動く感覚がわかる。

動画をチェック

NG
✗ 肩甲骨の動きがわからない・動きにくい方向がある。

Step3 ■ 姿勢を変える感覚入力エクササイズ

[四つ這い姿勢からのスイミング]

① 四つ這い姿勢の状態から頭部を落とさず、両手で軽く床を押して、肩甲骨を背骨に貼りつける（肩甲骨が過度に内転しないようにする）。

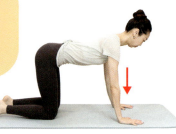

② 可能であれば、片手、片足を対角線上に上げる。

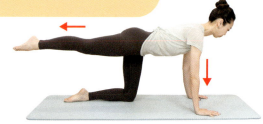

③ 姿勢が変わらずに手足が上がればOK。

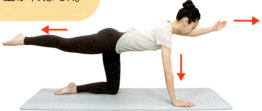

NG ✕ 肩甲骨が内転してしまう・上げている腕の肩甲骨が挙上してしまう・肩（三角筋）が張ってしまう。

動画をチェック

[座位で行う肩甲骨エクササイズ]

1 脊柱から骨盤をまっすぐに立てた座位をキープ。

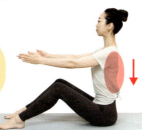

肩甲骨を下げておく

2 肩甲骨が挙上しないように肩関節を上げていく。

3 上げるとき、下ろすときに肩甲骨が動く感覚がわかる。

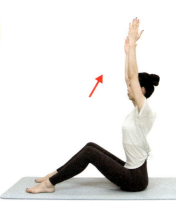

Step 3

NG ×
肩周りが張ってきてしまう（とくに三角筋）・肩甲骨が挙上する。

動画をチェック

まとめ Point

■ 肩甲骨という8つの動きを能動的に動かして、脳に認知させていくことが上半身の姿勢を変えるキーポイントになります

Step 3 姿勢を変える感覚入力エクササイズ

Spine コントロール

Spine コントロールを学ぶ意味

背骨は感覚がわかりにくい部位の代名詞です。

よく使っている部位はわかりやすいですが、ふだん使わない背骨の部分は「どうやって動かしていいかわからない」と現場で言われます。

感覚があるからこそ動かせる、動かせるから痛みやこりが減ってくる。まずは、適切に背骨の感覚を入れていきましょう。

1 ■ 頸椎・胸椎・腰椎の動きの特徴と理解

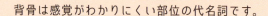

まずは、背骨全体の動きの特徴を理解していきましょう（右上図）。

人間の背骨の動きには、下記のような特徴があります。

頸椎	■ 上位頸椎が背骨の中で最も回旋可動域が大きい ■ 下頸椎が屈曲/伸展を担う
胸椎	■ 胸椎は肋骨、胸骨などの骨で固定されており全体的に可動域が少ない ■ 腰椎よりも回旋可動域は大きい
腰椎	■ 屈曲、伸展の可動域が大きい ■ 回旋可動域は5°程度と少ない

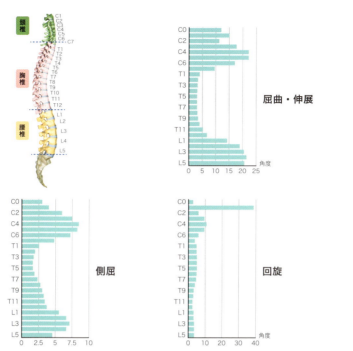

ヤニス・シャブロフスキス & クリスタプス・レイツ：伝統的な解剖学的平面における椎骨の動き
をもとに作成（https://www.anatomystandard.com/biomechanics/spine/rom-of-vertebrae.html）

2 ■ 現代人が抱えやすい背骨のトラブル

　背骨のトラブルは「背骨の得意な動きから外れた」ときに起こり、前屈みの生活が多い現代人は、下記のような背骨のトラブルが起こります。

- ■ **上位頸椎の回旋が硬くなり、下位頸椎で回旋してしまう（首の痛み）**
- ■ **胸椎の回旋が硬くなり、腰椎で回旋してしまう（腰でねじってしまう）**
- ■ **胸椎の動きが硬くなり、腰椎と頸椎の屈伸の動きが過剰になる（首の痛み、腰の痛み）**

Step3 ■ 姿勢を変える感覚入力エクササイズ

　このような背骨のトラブルが起こると、もともと得意だった動きもできなくなり、上下の背骨に悪影響を与えてしまいます。

 背骨のトラブルを解決するためには、下記の2つが重要になります。

1
背骨の動きを見て、
動きが悪い部分を見つける

2
本来の得意な動きを再獲得
するために背骨に「感覚」を入れる

3 ■ 3つのSpineコントロール評価

　背骨の動きを実際の現場で、正確に数字で把握することはむずかしいため、現場では大まかな予測をつけることが重要です。どの背骨のどの動きが苦手なのか？という予測を把握していくことがポイントになります。

　背骨エクササイズの重要なポイントは「**ひとつひとつの背骨の動きを意識すること**」になります。

　それでは、次のページのようなエクササイズで背骨の認知を高めて感覚入力を増やしていきましょう。

レベル

[ブリッジエクササイズ]

1 仰向け、膝を立てた状態からお尻を上げて・下ろす。

2 ポイントは背骨をひとつひとつ上げて、下ろすことができていればOK。

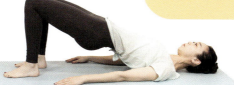

動画をチェック

NG ✕ 背骨が一度に落ちてしまう・ひとつひとつ背骨を落とせない。

Step 3

レベル

[四つ這い姿勢サイドベントエクササイズ]

1 四つ這い姿勢からお尻が動かない状態で側屈。

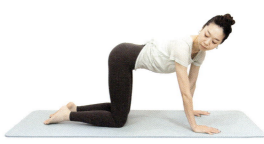

2 すこしでもお尻が見えればOK。

NG ✕ お尻が左右に動いてしまう・お尻が見えない。

143

Step3 ■ 姿勢を変える感覚入力エクササイズ

[ローテーションエクササイズ]

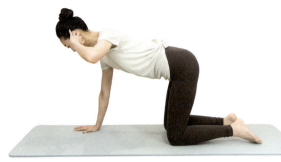

① 四つ這い姿勢からお尻が動かない状態で胸椎を中心に回旋。

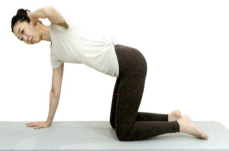

② 胸が45°程度ねじれていればOK。

NG ✗ 腰椎が動いてしまう・お尻が左右に動いてしまう・肩周りが緊張してしまう。

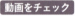
動画をチェック

まとめPoint

- 背骨には得意、不得意な動きがある
- 動きの悪い背骨は感覚も悪くなっている
- ひとつひとつの背骨の動きの感覚を入れていくことが痛みや肩・首などのこりの改善につながる

Step 3 姿勢を変える感覚入力エクササイズ

Pelvis コントロール

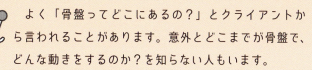

Pelvis コントロールを学ぶ意味

よく「骨盤ってどこにあるの？」とクライアントから言われることがあります。意外とどこまでが骨盤で、どんな動きをするのか？を知らない人もいます。

まずは、骨盤の位置を相手に知らせ、動かし方を伝えていくことが大切です。

そうすることで骨盤の感覚が増え、脳にたくさんの情報が伝わり、姿勢が変わっていきます。

1 ■ 骨盤の解剖学と静的な指標

骨盤は**仙骨**（せんこつ）・**尾骨**（びこつ）・**寛骨**（かんこつ）という骨から成り、関節としては**仙腸関節**、**恥骨結合**、**仙尾連結**があります。この複雑な骨盤をとらえるためには、触る力が重要になります。

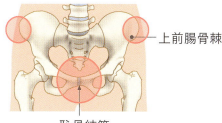

上前腸骨棘

上後腸骨棘

恥骨結節

骨盤の傾きは、上前腸骨棘が上後腸骨棘よりも指1～2本分低くなっているのが基準になります。では、この基礎知識をふまえて骨盤の動きをチェックしていきましょう。

次に骨の出っ張りである3つの指標を見ていきましょう。

骨盤の ニュートラルな位置	上前腸骨棘と恥骨結節を結ぶ線が床と平行
骨盤の前傾	上前腸骨棘が前に出っ張り、恥骨結節がうしろに下がっている状態
骨盤の後傾	上前腸骨棘がうしろに下がり、恥骨結節が前に出っ張っている状態

2 骨盤の動きの評価

複雑な骨盤の動きを4つに分類していきます。そのほかに回旋やねじれの動きもありますが、現場での混乱を避けるために、シンプルな動きの評価のみに限定していきます。

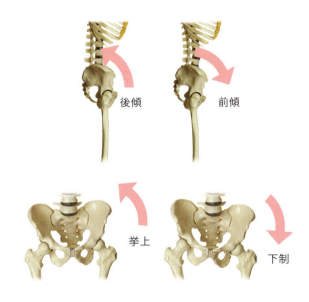

それでは、骨盤の4つの動きのなかでどの動きが苦手なのか？を実際に骨盤に触れてチェックしていきます。

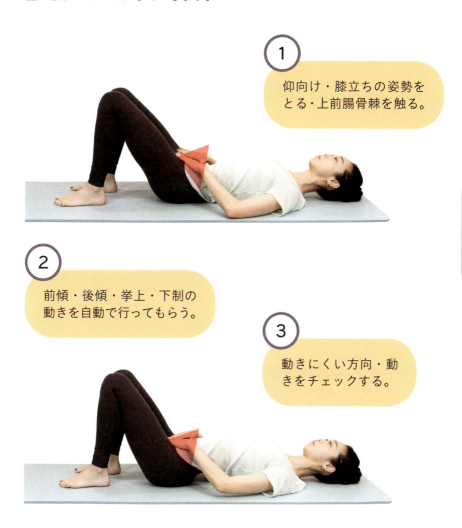

1 仰向け・膝立ちの姿勢をとる・上前腸骨棘を触る。

2 前傾・後傾・挙上・下制の動きを自動で行ってもらう。

3 動きにくい方向・動きをチェックする。

　長年、骨盤を動かしていない人は「骨盤」を認知することから始めましょう。
　現場では、**クライアント自身が骨盤に触れて、動いている感覚を知らせること**で理解してもらいましょう。

Step3 ■ 姿勢を変える感覚入力エクササイズ

3 ■ 3つのPelvisコントロール評価

レベル

[仰向けのPelvic tilitエクササイズ]

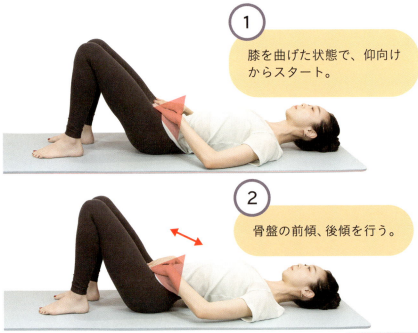

1 膝を曲げた状態で、仰向けからスタート。

2 骨盤の前傾、後傾を行う。

3 骨盤が動いていればOK。

NG ✕ 前傾ができない、骨盤ではなく脊柱が過剰に動いてしまう。

動画をチェック

[アップダウンエクササイズ]

レベル ★1 ★2 ☆ ☆

1 側臥位から開始。骨盤を下制・挙上がスムーズにできるかをチェック。

2 骨盤を下制させたまま股関節の外転・内転を行う。

3 骨盤と分離して股関節が動いていればOK。

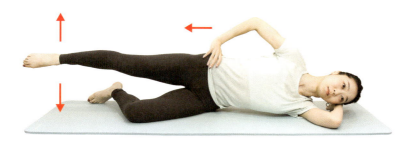

NG ✕ 骨盤挙上・下制ができない、股関節の外転とともに骨盤も挙上してしまう。

動画をチェック

Step3 姿勢を変える感覚入力エクササイズ

レベル
★ ② ③ ☆

[スイミングエクササイズ]

① 四つ這い姿勢から片足を持ち上げる。

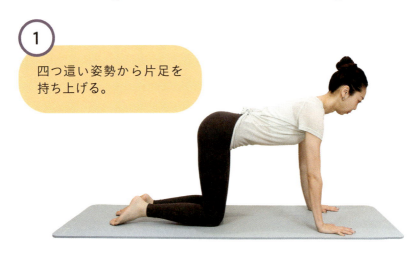

② 骨盤が下制したまま、かつ骨盤の前傾・後傾の過度な動きがないまま行う。

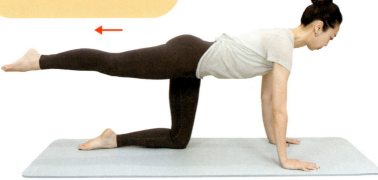

③ 骨盤と股関節が分離して動いていればOK。

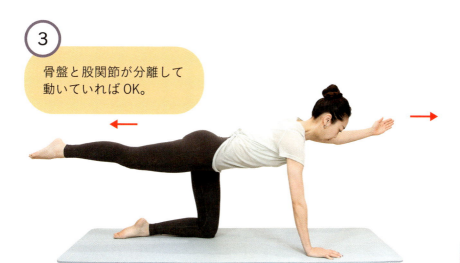

動画をチェック

NG
片足を持ち上げると骨盤の挙上・過度な骨盤前傾が伴う。

> まとめ Point
>
> ■ 骨盤の動きは目だけでは追いきれないため、骨の指標を触りながら行いましょう
>
> ■ ふだん骨盤を動かしていない人に対しては「骨盤」の知覚・認知から始め、「どうやって動くのか？」「どうやって動かすのか？」をていねいに指導していきましょう

Step 3 姿勢を変える感覚入力エクササイズ

Hip コントロール

Hip コントロールを学ぶ意味

よくインストラクターから「股関節のエクササイズをしているけれど、お尻に効かない」といった悩みを聞きます。このことを解決するためには、「本当に股関節が動いているかどうか？」の評価が大切です。

股関節ではなく、膝や骨盤、腰が動いてしまっている人がいます。それでは、お尻を鍛えることはできません。

股関節のコントロールを学び、実践することでお尻を使えるようにしていきましょう。

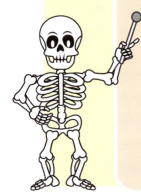

1 ■ 股関節の解剖学と運動学

股関節は球関節であり、大腿骨と骨盤からなる関節です。

動きとしては**屈曲、伸展、外転、内転、外旋、内旋の 6 通りの動き**があり、強固な靭帯で安定した関節になります。

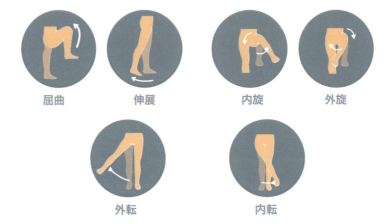

【 股関節を深層から安定させるフォースカップル 】

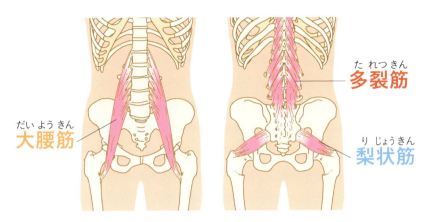

深層の筋肉では、**股関節の前方から大腰筋、後方から梨状筋、背中側から多裂筋が股関節を安定**させています。

2 ■ 現代人の股関節の特徴と動きのエラー

　股関節周囲筋は、骨盤に付着している筋肉がほとんどです。**座っている時間が長い人は骨盤前傾の動きが低下し、深層でサポートしている大腰筋、梨状筋の働きが悪くなります。**

　エラーが起きている人は、結果として股関節単体の動きが悪くなり、股関節・骨盤周りのアウターマッスルを使った過剰な動きを伴う股関節になっています。

　「股関節を動かしているつもりが、骨盤や腰が一緒に動いてしまう」という現代人の股関節のエラーの特徴を見抜いていきましょう。

Step3 ■ 姿勢を変える感覚入力エクササイズ

3 ■ 3つのHipコントロール評価

それでは、実際の股関節コントロールをレベル別に見ていきましょう。

レベル

[アップダウン]

① 側臥位の状態から骨盤を下制したまま、股関節の内転・外転を実施。

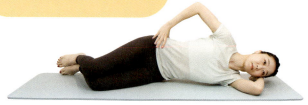

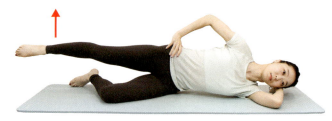

動画をチェック

② 骨盤が動かないまま股関節だけを動かす。

NG
股関節を外転したときに骨盤が挙上してしまう、内転したときに骨盤が過度に下制してしまう代償動作に注意。

レベル

[フロントバック]

1 側臥位の状態から骨盤を下制したまま、股関節を屈曲・伸展。

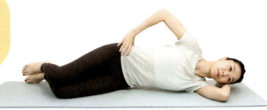

2 骨盤が前後傾に動かないまま股関節の動きをコントロールする。

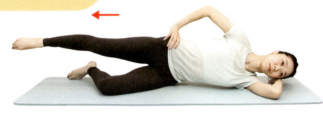

3 骨盤の前傾、後傾と股関節の屈曲、伸展の分離　分離して動いていればOK。

NG ✕ 股関節屈曲時に骨盤が過度な後傾、股関節伸展時に過度な前傾が起きる。

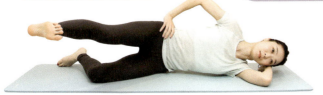

動画をチェック

Step3 姿勢を変える感覚入力エクササイズ

レベル
★★★☆

[レッグサークル]

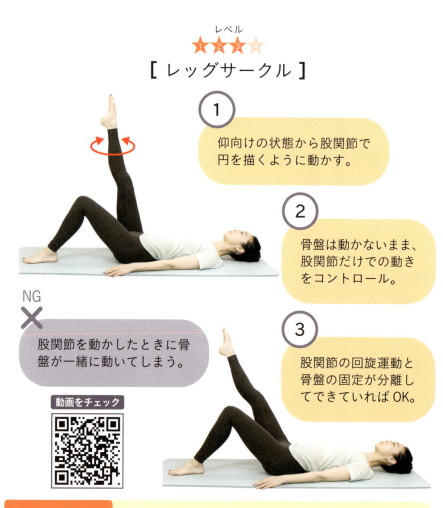

① 仰向けの状態から股関節で円を描くように動かす。

② 骨盤は動かないまま、股関節だけでの動きをコントロール。

NG 股関節を動かしたときに骨盤が一緒に動いてしまう。

動画をチェック

③ 股関節の回旋運動と骨盤の固定が分離してできていればOK。

まとめPoint

- 股関節を動かしているつもりがほかの関節が動いてしまうことがある
- 股関節と骨盤を分離させた運動がすべての方向でできることが大切

156

Step 4

姿勢を変える
エクササイズ

　Step1 から Step3 までの内容をまとめると姿勢を変えていく
ためには、筋肉だけではなく感情、姿勢の認知、環境、さらに
は感覚入力や脳への統合など多くの要素が絡んでいることがわ
かりました。

　Step4 では、実際に姿勢を変えるエクササイズの具体的な方
法をお伝えしていきます。

Goal

姿勢の特徴に応じて
提供するエクササイズが
わかる

Step **4** 姿勢を変えるエクササイズ

1 姿勢改善のための エクササイズ ３要素と３原則

　姿勢を変えていくためには、**脳・体・環境**の３つの要素と３つの原則が重要になります。

> エクササイズを
> 通して、動いていな
> い部分に刺激が入る

> 自分で自分の体を
> 知覚、認知する

> 前後変化を感じ、
> 自分で再現できる

　この３要素と３原則を意識せず、エクササイズをしても**「何が問題で、どこをどう変えたらいいのか？どう変わったのか？」**を自分で振り返ることができません。

　これは、脳の観点から**「現段階の体」**を認知していないことになります。

　まず、はじめに自分の体を認知して、次にエクササイズを行います。

　エクササイズは「ただやればいい」ではありません。エクササイズで目的とする動き、筋肉や関節への刺激を自分自身で感じていることが大切です。

「ただなんとなく」でエクササイズをすると**刺激は入力されず、脳の認知や体への指令は変わらず姿勢も変化しません。**

Step 4では、運動前後で体の変化を感じてもらうことがポイントになります。過去の自分と現在の自分との比較し認識することで、運動や姿勢への学習につながります。

1 ■ 肩こり・猫背の姿勢改善エクササイズ

肩こり・猫背を解消するエクササイズを行う前に自分の上半身、頭の位置、肩甲骨の位置を認識してから行いましょう。

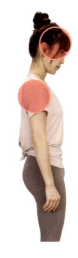

- 肩を動かして自分の動きの制限を知る
- 肩甲骨を触って自分の肩甲骨の位置、大きさを知る
- 肩甲骨の動きを伝えて、動かしてもらう
  (動きにくい方向を知る)
- 頭の位置(矢状面)の写真を撮って見てもらう
  (頭の位置のずれを知る)
- 正しい頭の位置を認識してもらう
  (動きにくさを知る)

 上記の認識を共有したあとに
次のページのようにエクササイズを行っていきます

Step4 ■ 姿勢を変えるエクササイズ

2 ■ 肩こり・猫背の姿勢改善エクササイズを行う

① 骨盤の前傾を促す、胸椎の伸展を促す

◎正しい背骨のS字カーブを覚える（とくに胸椎伸展への入力）

体操座りになってから胸椎の伸展、骨盤の前傾、腰椎前弯を促す。

＊反る感覚を自分自身で感じて
　いることが重要です。

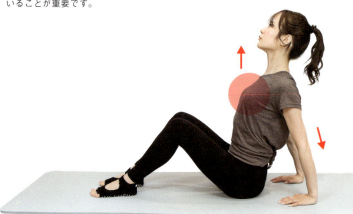

エクササイズポイント

- 手首と心臓の距離が遠くなるイメージをもち、上下の伸びを意識。
- 両肩をしっかりと開き、胸の前のシワにアイロンをかけるように左右の伸びを意識。

＊この2つの意識を持つと効果的です。

胸鎖関節を開いて胸椎伸展をつくる

◎正しい背骨のＳ字カーブを覚える（とくに胸椎伸展への入力）

1の状態から膝、お尻、肩が一直線になるまで上げます。このとき、鎖骨と胸骨を大きく開き、胸を広げることが重要です。

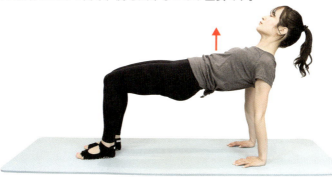

エクササイズポイント

- 手首と心臓の距離を遠くして胸が下がらないように意識する。
- しっぽを丸めるように骨盤を軽く後傾させて腹部に力を入れ反り腰を防ぐ。
- 呼吸を深くすることで胸郭が広がり、さらに効果的。

＊骨盤と腰椎の土台のＳ字カーブから胸椎伸展をつくることで頸部、頭部が安定した正しいポジションに戻りやすくなります。

動画をチェック

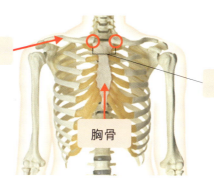

鎖骨　胸鎖関節　胸骨

Step4 ■ 姿勢を変えるエクササイズ

③ チンイン（頸長筋の強化）

チンインを行い頸長筋を鍛えていきます。その際に頸部の前弯が消失するところまで、顎を引かないようにしましょう。

動画をチェック

エクササイズポイント
- 顎と胸骨のあいだに拳が1つ入るくらいの隙間をつくる。
- 首と床のあいだに指が1〜2本入る隙間をつくる。
- 耳と肩が遠ざかるように首を長くする。

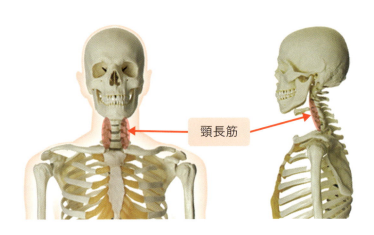
頸長筋

④ 頸椎のインナーマッスルトレーニングとアウターマッスルとの連結エクササイズ

頸長筋は腹部との連結があるため、ハンドレッドのような
エクササイズで頭部位置をキープして鍛えていきます。

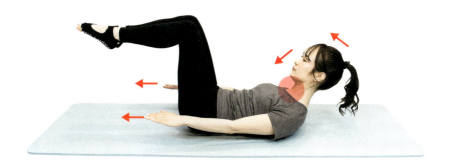

エクササイズポイント

- 頭を持ち上げる高さは肩甲骨下角が浮くまで持ち上げる。
- 頭部は背骨の延長上に位置させる。手の指先と頭のてっぺんが遠く離れていくように上下に伸びる意識をもつ。
- 顎と胸骨のあいだは拳1つ分の隙間をつくる。

動画をチェック

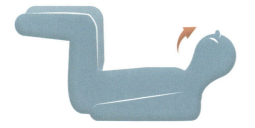

よくあるエラー

顎が上がってしまう

Step4 ■ 姿勢を変えるエクササイズ

⑤ 後頭下筋トレーニング

うつ伏せになり胸椎伸展、後頭下筋を伸ばす意識をしながらチンインを行い頭部を持ち上げます。
そして頸椎を左右に回旋させ、後頭下筋を鍛えていきます。

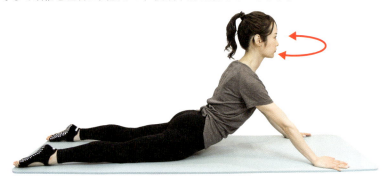

エクササイズポイント

- 頭のてっぺんから串に刺さっているイメージで軸回旋を意識。
- 回旋時に顎が上がってこないように顎と胸骨の間は、拳1つ分の隙間を維持。

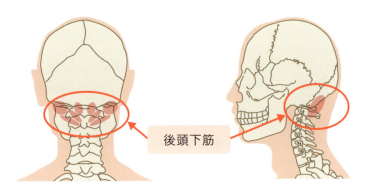

後頭下筋

⑥ 頸椎のアウターマッスルの強化

◎インナーマッスルが鍛えられてきたらアウターマッスルも鍛える

僧帽筋上部線維と前鋸筋が正常な機能をすると頭部前方位姿勢と巻き肩の矯正に重要な役割を果たします。座位姿勢になり頭部、肩、大転子が一直線上になるようにして、両方の肩関節を伸展させていきます。

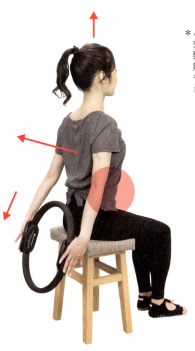

＊この際にピラティスリングを持つと効果的です。肩関節を伸展させたら、頸部の回旋も加えていくことで僧帽筋と前鋸筋だけではなく胸鎖乳突筋や斜角筋も同時に調整することができます。

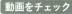

エクササイズポイント

- 手の指先と頭が遠くなるよう上下の伸びを意識して、肩関節伸展を行う。
- 反り腰にならないように胸骨とみぞおちが上下に伸びる意識をもち、腹部の力が抜けないようにする。

Step 4 ■ 姿勢を変えるエクササイズ

⑦ 僧帽筋中、下部線維エクササイズ

◎巻き肩猫背の人は、僧帽筋上部線維を使いすぎているため肩甲骨が挙上外転、前傾しています。肩甲骨下制内転をつくることで巻き肩猫背が解消され、肩こりを改善することができます。

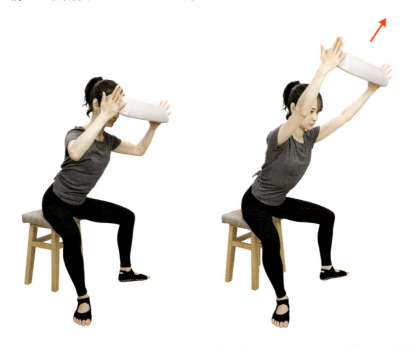

膝を横に開いてガニ股になるように椅子に座ります。そして、両手で棒を挟み体幹前傾姿勢をつくりながらバンザイを行います。ガニ股になって前傾姿勢をつくることで大臀筋上部線維と広背筋を使い、胸腰筋膜を張らせて体幹の安定、肩甲骨の下制の誘導がしやすくなります。

エクササイズポイント

- バンザイ姿勢で反り腰にならないようにみぞおちを下げる意識をもち、コアを安定。
- 僧帽筋上部線維に力が入らないところまで動かす(肩が挙上しないように注意)。

動画をチェック

(8) アームサークル 〜スイミング〜

◎頭部前方位姿勢になっていると頭部、頸部伸展筋が常に伸ばされている状態になり弱化しやすいため、鍛えていくことが大切です。

頭、肩、大転子が一直線上になるように意識します。四つ這い姿勢をとることでバックマッスルだけではなく支えている側の前鋸筋も同時に鍛えることができるため、肩甲骨が安定します。

エクササイズポイント
- 頭のてっぺんとお尻が遠く離れていくように意識して上下に伸びる。
- 頭は背骨と一直線上に位置させて、頭が動かないようにする。
- 腰椎の伸展代償が出ないようにコアに力を入れておく。

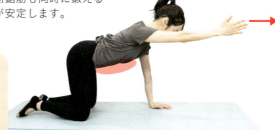

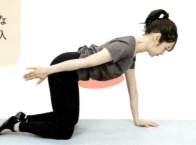

動画をチェック

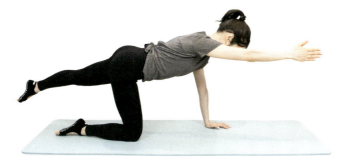

動画をチェック

Step 4

Step4 ■ 姿勢を変えるエクササイズ

3 ■ 肩こり・猫背の変化を感じる

首の動き、肩の動き、姿勢、肩甲骨の位置、胸の張り具合など、エクササイズ中に効かせたい筋肉と目的としている動き、終わったあとの変化を本人と共有しましょう。

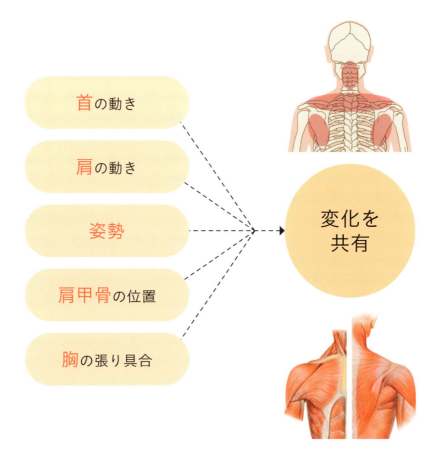

相手と変化を共有することで、初めて脳への認知と体へのつながりが完成されていきます。

1 反り腰姿勢の特徴とエクササイズ

　反り腰は、**お尻が前に突き出て、腰が反った状態の姿勢**です。
　このような姿勢の人は、背骨から骨盤の知覚・認知をすることが苦手なため、自分自身の腰が反っていることを自覚するところから始めていきましょう。

- 仰向けの状態で床と背骨のあいだの隙間を認識してもらう
- 仰向けで背骨の屈曲 / 伸展、骨盤の前傾 / 後傾を行う
- 座位で背骨の屈曲 / 伸展、側屈 / 回旋、骨盤の前傾 / 後傾、挙上 / 下制を行う
- 立位で背骨の屈曲 / 伸展、側屈 / 回旋、骨盤の前傾 / 後傾、挙上 / 下制を行う
- 動きやすさ、動きにくさを認識してもらう
- 写真を見て背骨から骨盤の状態を認識してもらう

上記の認識を共有したあとに次のページのようにエクササイズを行っていきます

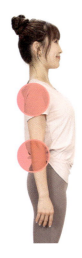

Step4 ■ 姿勢を変えるエクササイズ

2 ■ 反り腰改善エクササイズ

① 体の現在位置の認知：立位や背臥位で壁や床に背面を接地させ体の認知をする

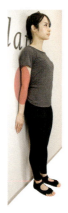
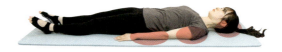

体と床がどれくらい離れているか、どこがついているかを認識してもらう。

② 反り腰姿勢の改善トレーニング：腹臥位での骨盤チルト

反り腰姿勢は、腰椎過前弯して腰背部筋の緊張が強く脱力できないのが特徴です。腰椎後弯方向に動かすことができないため、恥骨を床に押しつけるように骨盤後傾を行い、下腹部への刺激と腰背部筋のリラクゼーションを狙います。

エクササイズポイント
- 骨盤後傾方向への誘導はしっぽを丸めるようにイメージさせるとわかりやすい。
- へその引き込みと臀筋の収縮が入っていればOK。
- 力みすぎず、徐々に弱い力でも後傾方向にチルトできるようにする。

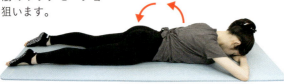

動画をチェック

③ 骨盤ニュートラル位置の学習と腹部筋の強化

股関節・膝関節 90°から股関節伸展方向への運動、バンザイの運動を行うことであえて腰が反りやすい環境をつくり、骨盤のニュートラル位置をキープさせます。腹部筋強化と骨盤ニュートラル位置の学習を行います。

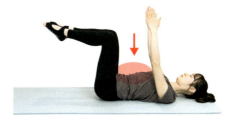

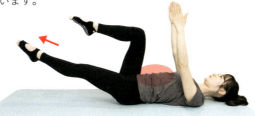

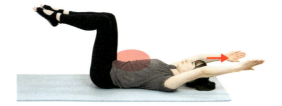

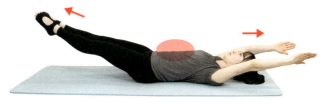

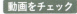
動画をチェック

エクササイズポイント

- 骨盤ニュートラル位置の目安は腰に指1本が入るくらいの隙間をつくる。
- 骨盤ニュートラルがわかりづらい場合は、折りたたんだハンドタオルを腰の下に敷き、タオルに軽く触れるようにすると意識しやすい。
- 脚を伸ばす、バンザイのような反り腰になりやすい動作時に息を吐かせてニュートラルをキープさせると効果的。

Step 4 ■ 姿勢を変えるエクササイズ

背中のストレッチ

反り腰姿勢は、広背筋を始めとした背部の緊張が高く、脊柱の動きを妨げてしまいます。そのため、ストレッチを行い脊柱を動きやすくしていきます。

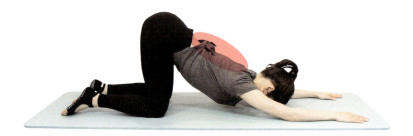

エクササイズポイント
- 軸を意識して伸びるイメージをもちながらストレッチを行う。
- 呼吸をして胸郭を広げながら行うと、よりストレッチ効果が高くなる。

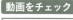
動画をチェック

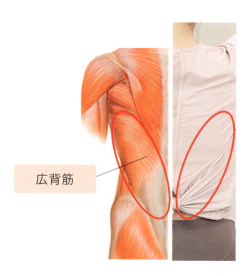

広背筋

腸腰筋のストレッチ

反り腰姿勢は、腸腰筋が短縮し腰椎が前に引っぱられ、腰椎が過前弯になっている状態です。腸腰筋は股関節や体幹の安定に大きくかかわっているため、腸腰筋のストレッチを行い適切な筋の長さを保つことで正常な機能を発揮できます。

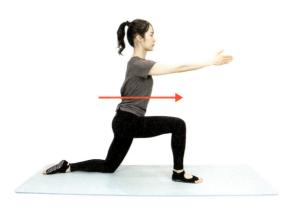

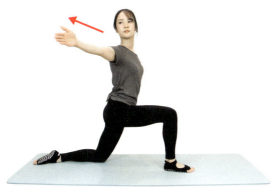

動画をチェック

エクササイズポイント

- 床についている膝と頭が上下に伸びるようなイメージをもつ。
- みぞおちと恥骨の距離が離れないような意識をもち、腹部の力が抜けないようにする。
- 膝を立てている方向に脊柱を回旋することで、さらにストレッチ効果が高くなる。

Step4 姿勢を変えるエクササイズ

⑥ 呼吸と腹筋を使った肋骨の開きの改善

反り腰姿勢は、肋骨が大きく開いている状態であるリブフレアになっているため、腹部筋の力が入りにくくなっています。強制呼気＋前鋸筋から腹斜筋の連結を利用することで肋骨を締めやすくします。

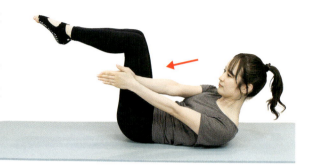

エクササイズポイント

- 対側の膝と肩をつけるようにしながら持ち上げる。
- 体幹の側屈代償が起きないように骨盤を水平でキープする。
- 肋骨を締める動きがわかりづらい場合は、両手で肋骨を押さえて呼吸すると動きを確認できる。

動画をチェック

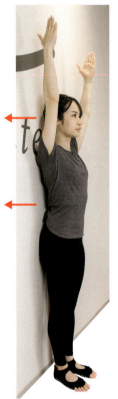

⑦ 立位での学習

立位で腰椎、肋骨、頭部のコントロールをしながらバンザイを行い、ニュートラルを維持させます。上肢を挙上すると腰椎の過前弯と肋骨の浮き上がり、頭部前方位姿勢になりやすいため、これらの特徴をおさえていきます。最終的に立位で動作を行うことで脳に姿勢と動きを学習させましょう。

Column　反り腰姿勢と呼吸

「**呼吸がうまく吐けるようになったら反り腰がすごいよくなった！**」という方がN. Pilatesのクライアントにいました。「え？でも、反り腰って腹筋をして背筋を鍛えればいいんじゃないの？」と思っていませんか？

実際は、反り腰姿勢と呼吸の関係性は切っても切り離せず、筋肉以外の要素も頭に入れておく必要があります。呼吸のメイン筋肉は「**横隔膜**」です。姿勢が悪くなると、この横隔膜が上下に動きにくくなり、呼吸が浅くなりがちです。

また、**悪い呼吸の癖**がつくと図のような代償を伴います。

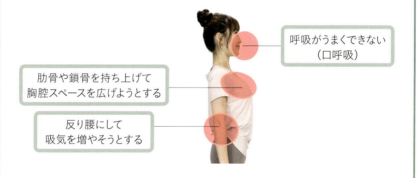

悪い呼吸の癖によって反り腰になると息を吸うのが過剰で、うまく息を吐けないため、下記のような問題が出てきます。

- **反り腰になり、体幹前面の筋肉を使いにくくなる**
- **逆に背中の筋肉を強く使いがちになる**
- **呼気でうまく吐ききれない**
- **反り腰、肋骨の開きが助長される**

それを外側から見ると「**腹筋が弱くて、背筋が強い**」と見えてしまいますが、**呼吸が反り腰姿勢に関係している**ことがわかれば呼吸から反り腰を変えていくアプローチも考えることができますね。

ぜひ、呼吸も合わせて、姿勢をチェックしてみてください。

Step4 ■ 姿勢を変えるエクササイズ

1 ■ スウェイバックの特徴とエクササイズ

　スウェイバック姿勢は、**腰の位置が前方に出ていてバランスをとるために骨盤が後傾し、おなかが前方に突き出ている状態**です。
　反り腰姿勢と同様にまずは、自分自身の位置関係を理解していきましょう。

- ■ 仰向けの状態で床と背骨のあいだの隙間を認識してもらう
- ■ 仰向けで背骨の屈曲 / 伸展、骨盤の前傾 / 後傾を行う
- ■ 座位で背骨の屈曲 / 伸展、側屈 / 回旋、骨盤の前傾 / 後傾、挙上 / 下制を行う
- ■ 立位で背骨の屈曲 / 伸展、側屈 / 回旋、骨盤の前傾 / 後傾、挙上 / 下制を行う
- ■ 動きやすさ、動きにくさを認識してもらう
- ■ 写真を見て背骨から骨盤の状態を認識してもらう

上記の認識を共有したあとに次のページのようにエクササイズを行っていきます

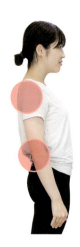

2 スウェイバック姿勢の改善エクササイズ

① いろいろな姿勢で骨盤ニュートラル位置の学習をする

◎背臥位、両手、足をつけるなど姿勢を変えたときの骨盤ニュートラル位置を学習させます。

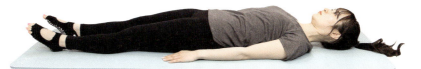

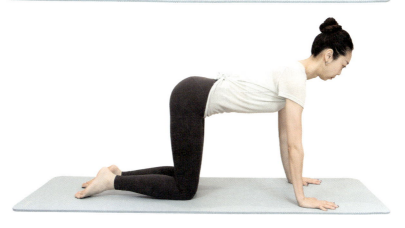

エクササイズポイント

- 骨盤ニュートラル位置の目安は腰に片手が入るくらいの隙間をつくる。
- 骨盤ニュートラルがわかりづらい場合は、折りたたんだハンドタオルを腰の下に敷き、タオルに軽く触れるように意識させるとわかりやすい。
- 両手、足をつけた姿勢では、ストレッチポールや棒を脊柱に置き基準をつくるとわかりやすい。

Step4 ■ 姿勢を変えるエクササイズ

② 腰背部の強化

腰背部筋を鍛えて脊柱を伸ばせるようにしていきます。

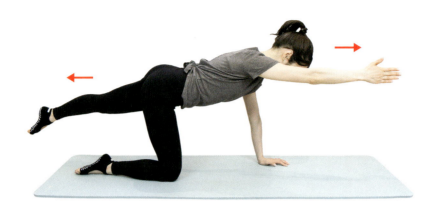

エクササイズポイント

● おなかの引き込みを意識して、骨盤ニュートラル位置をキープできるようにする。

動画をチェック

よくあるエラー　腰が反ってしまう

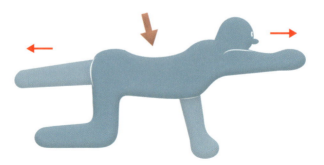

③ 胸椎伸展、腹部のストレッチを入れながら胸椎伸展

スウェイバック姿勢は、胸椎が過後弯して腹部が潰れている状態です。

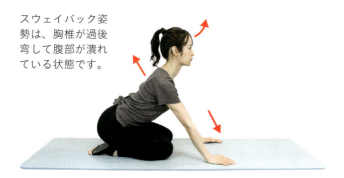

動画をチェック

胸椎の伸展動作の確認と腰部をロックして腹部のストレッチをしながら胸椎伸展動作を行って体幹を使用した脊柱の伸展を学習していきます。

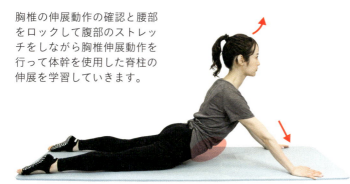

動画をチェック

Step 4

エクササイズポイント

- 胸椎は意識しにくい場所であるため、最初に土下座姿勢で股関節を屈曲、腰椎後弯でロックしながら脊柱伸展動作を行うとピンポイントに胸椎に刺激が入る。
- 胸椎の場所が認知できたらおなかの引き込みを意識して、脊柱伸展動作を行い体幹前面のストレッチをしながら胸椎伸展を行う。

Step4 ■ 姿勢を変えるエクササイズ

④ 腸腰筋の強化

スウェイバック姿勢は、腸腰筋の機能が低下しています。腸腰筋は体幹を支える機能のほかに股関節の前面の安定にもかかわっています。腸腰筋を鍛えることで、体幹の安定と前に出ている骨盤を戻せるようにしていきます。

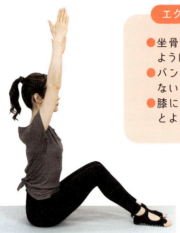

エクササイズポイント
- 坐骨と頭が上下に伸びるように意識する。
- バンザイ時に頭が前に出ないように意識する。
- 膝に物を挟みながら行うとより効果的。

動画をチェック

⑤ 立位での学習

スウェイバック姿勢は、骨盤が前にスライドして腰が潰れている状態です。立位では頭部が上下に伸びるように意識しながら姿勢を学習していきます。

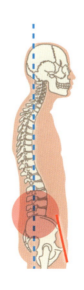
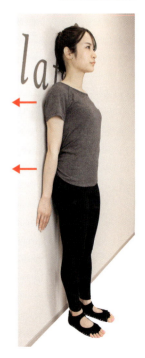

180

1 ■ O脚改善エクササイズ

① フロッグ(座位・背臥位)

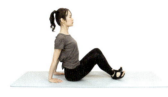

いきなり背臥位のフロッグはむずかしいため、まずは座位から始めます。踵をつけた状態でつま先を45°外に開きます。

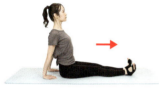

踵を引きずりながらカエル足のように曲げ、踵と膝をつけるように伸ばしていきます。

動画をチェック

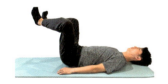

背臥位でのフロッグも同じようにカエル足になるように曲げ伸ばしをしていきます。腰が反らないように注意が必要です。

このエクササイズでは内転筋、外旋筋、腸腰筋に力が入っていればOK。

動画をチェック

Step 4

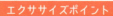

エクササイズポイント

- 座位フロッグでは、お尻と頭が上下に伸びるように意識する。
- 背臥位フロッグでは腰に指1本が入る隙間をつくり、骨盤がニュートラル位置になるようにする。
- つま先と膝蓋骨が同じ向きになるように外にねじりながら脚の曲げ伸ばしを行う。

181

Step4 ■ 姿勢を変えるエクササイズ

② シッティングアッパー

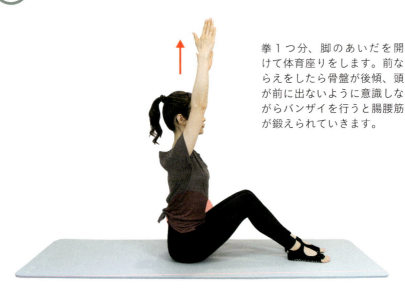

拳1つ分、脚のあいだを開けて体育座りをします。前ならえをしたら骨盤が後傾、頭が前に出ないように意識しながらバンザイを行うと腸腰筋が鍛えられていきます。

エクササイズポイント

- お尻と頭が上下に伸びるように意識する。
- 脚の親指が地面から離れないように体育座りをする。
- 肩と耳の距離が遠くなるように首を伸ばしながらバンザイを行う。

動画をチェック

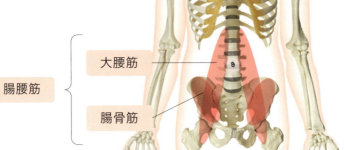

腸腰筋 ｛ 大腰筋 / 腸骨筋

クラムシェル

O脚は股関節が内旋しているため、外旋筋を鍛えて股関節のねじれを修正していきます。

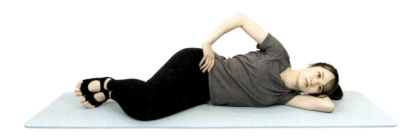

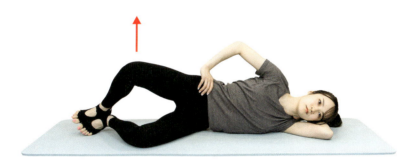

エクササイズポイント

- 頭とお尻が上下に伸びるように意識する。
- 横向きになったときに下の脇腹が潰れないように指1～2本分の隙間をつくっておく。
- 膝を開いたときにお尻が後ろに下がらないように注意。
- 外旋筋の収縮がわかりづらい場合は、下の膝を地面に押し付けて円を描くように膝を開いていくとわかりやすい。

動画をチェック

Step4 ■ 姿勢を変えるエクササイズ

④ ヒップアダクション

上の足を前にクロスして横向きになります。
内くるぶしを天井に向けながら脚を持ち上げると内転筋を鍛えられます。

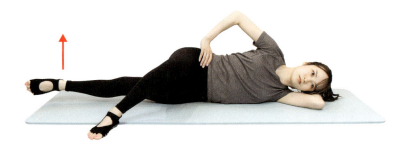

エクササイズポイント

- 頭と下の脚の踵が遠くに伸びるように意識。
- 持ち上げる脚の内くるぶしにお茶が入ったティーカップを乗せてこぼれないように持ち上げる意識で行う。
- 脚を持ち上げたときに上の脇腹にシワをつくらないように注意。

動画をチェック

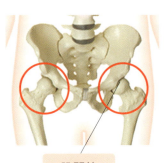

股関節

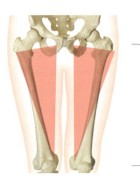

内転筋
大内転筋
短内転筋
長内転筋

184

⑤ ヒールレイズ

膝伸展位での足関節の底背屈で腓腹筋、膝関節屈曲位での足関節底背屈でヒラメ筋をストレッチしていきます。

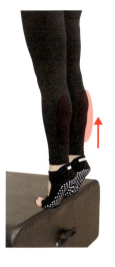
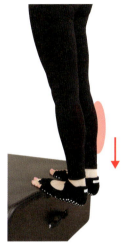

エクササイズポイント

- 踵をまっすぐ落とすように意識する。
- 小指側に体重が乗らないように親指で押すように意識する。

動画をチェック

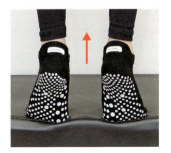
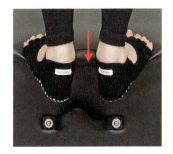

Step4 ■ 姿勢を変えるエクササイズ

⑥ スタンディングフロッグ

最後に立位の状態で膝のねじれを修正しながらフロッグを行い、外旋筋と内転筋を鍛えて股関節と膝のねじれを修正していきます。踵をつけた背伸びの状態でフロッグを行うとヒラメ筋も鍛えられるため、効果が高まります。

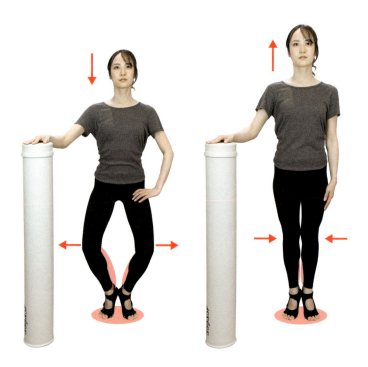

エクササイズポイント

- 母指球と小指球で地面を押すイメージ。
- 母指球と頭が垂直に伸びる軸を意識しながらフロッグを行う。
- 膝を曲げたときに踵が下がらないように注意。
- 慣れてきたら、支えをなくしてもできるようになるとより効果的。

動画をチェック

1 ■ X脚改善エクササイズ

① 骨盤ニュートラル位置の学習

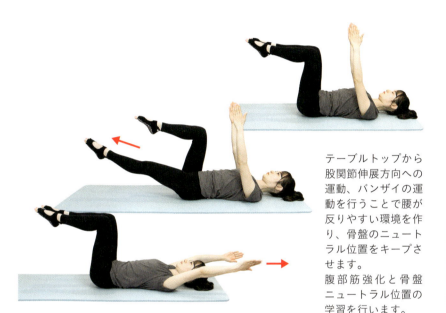

テーブルトップから股関節伸展方向への運動、バンザイの運動を行うことで腰が反りやすい環境を作り、骨盤のニュートラル位置をキープさせます。
腹部筋強化と骨盤ニュートラル位置の学習を行います。

Step 4

エクササイズポイント

- 骨盤ニュートラル位置の目安は腰に手が1枚入るくらいの隙間を空ける。
- 骨盤ニュートラルがわかりづらい場合は、折りたたんだハンドタオルを腰の下に敷き、タオルを潰さないように意識させるとわかりやすい。
- 脚を伸ばす、バンザイのような反り腰になりやすい動作時に息を吐かせてニュートラルをキープさせると効果的。

動画をチェック

Step4 ■ 姿勢を変えるエクササイズ

② 内転筋のストレッチ

膝をつき伸脚のような姿勢をつくり内転筋をストレッチしていきます。

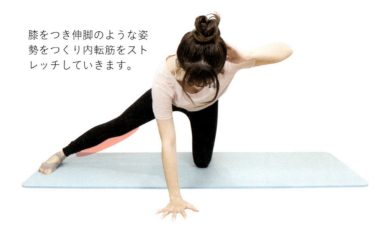

また、脊柱回旋も加えるとさらにストレッチが強まります。

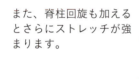

エクササイズポイント
- 床につく手と肘が遠く離れるように回旋していく。
- 息を吐きながら回旋を入れるとねじりやすくなる。

動画をチェック

188

③ フロッグ（座位・背臥位）

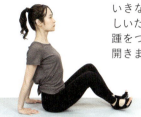

いきなり背臥位のフロッグはむずかしいため、まずは座位から始めます。踵をつけた状態でつま先を45°外に開きます。

動画をチェック

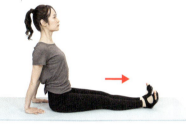

踵を引きずりながらカエル足のように曲げ、踵と膝をつけるように伸ばしていきます。

背臥位でのフロッグも同じようにカエル足になるように曲げ伸ばしをしていくのですが、腰が反らないように注意が必要です。

エクササイズポイント

- X脚は膝が先にあたってしまい閉じ切ることができないため、踵にテニスボールなどを挟みスペースをつくりながら行うと閉じ切れる。
- つま先と膝蓋骨が同じ向きになるように外にねじりながら脚の曲げ伸ばしを行う。

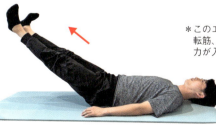

*このエクササイズでは内転筋、外旋筋、腸腰筋に力が入っていればOK。

動画をチェック

Step 4

Step4 ■ 姿勢を変えるエクササイズ

  クラムシェル

X脚は股関節が内旋しているため、外旋筋を鍛えて股関節のねじれを修正していきます。

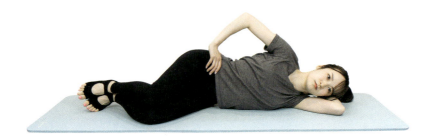

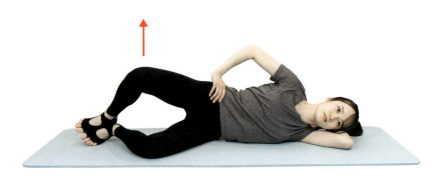

エクササイズポイント

- 頭とお尻が上下に伸びるように意識する。
- 横向きになったときに下の脇腹が潰れないように指1〜2本分の隙間をつくっておく。
- 膝を開いたときにお尻が後ろに下がらないように注意。
- 外旋筋の収縮がわかりづらい場合は、下の膝を地面に押し付けて円を描くように膝を開いていくとわかりやすい。

デッドリフト

腸腰筋を使ったヒップヒンジ動作で股関節を引き込み、ハムストリングスの遠心性収縮を入れる。慣れてきたらワンレッグで行うと効果が高くなります。

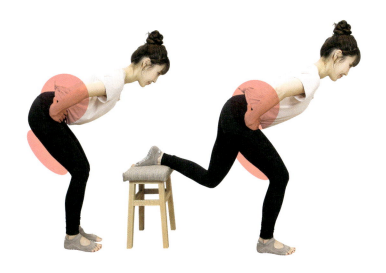

エクササイズポイント

- 脛の角度は床と垂直にする。
- お尻の穴を天井に向けるようにしながら股関節を引き込むとよりハムストリングスがストレッチされ効果的。
- ワンレッグで行う場合は骨盤を水平でキープする。

Step 4 ■ 姿勢を変えるエクササイズ

⑥ スタンディングフットワーク

母指球荷重を意識しながらさまざまな角度で足関節の底背屈を行い、アーチを構成する筋肉を鍛えて扁平足を変えていきます。

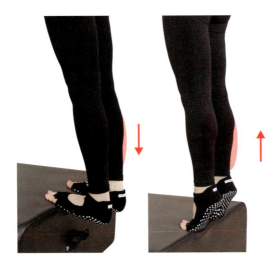

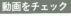

エクササイズポイント

● 小指側荷重にならないように注意。

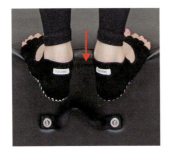
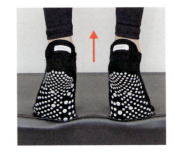

スタンディングフロッグ

最後に立位の状態で膝のねじれを修正しながらフロッグを行い、外旋筋と内転筋を鍛えて股関節と膝のねじれを修正していきます。踵をつけた背伸びの状態でフロッグを行うとヒラメ筋も鍛えられるため効果が高まります。

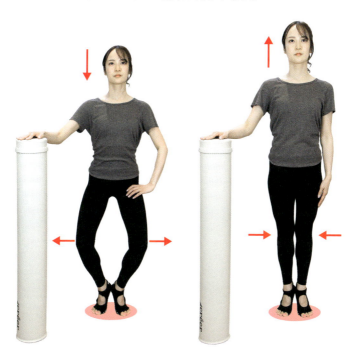

エクササイズポイント

- 母指球と小指球で地面を押すイメージ。
- 母指球と頭が垂直に伸びる軸を意識しながらフロッグを行う。
- 膝を曲げたときに踵が下がらないように注意。
- 慣れてきたら支えをなくしてもできるようにするとより効果的。

動画をチェック

Step 4 ■ 姿勢を変えるエクササイズ

1 ■ 側弯症改善エクササイズ

　姿勢のゆがみによくある台形姿勢や平行四辺形姿勢はエクササイズをする場合は凸面を鍛え、凹面は伸ばすという考え方は同じです。

　この項では、**側弯症で多い胸椎右凸、腰椎左凸の２つの凸パターン**が見られる側弯症改善エクササイズを紹介します。

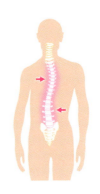

① 呼吸を利用した体幹側面のストレッチ

腰椎左凸の変形は右の腰方形筋が短縮位になっているため、下の画像のような左側屈を行いストレッチを行います。

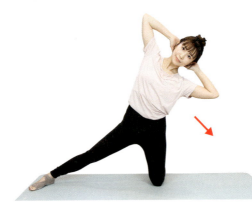

エクササイズポイント
- 膝と頭が上下に伸びるように意識する。
- 呼吸を利用して胸郭全体を膨らませるように意識しながらストレッチを行うと効果的。

動画をチェック

胸椎右凸の場合は、左の肋間と広背筋が短縮位になるため、下の画像のような右側屈を行いストレッチを行います。

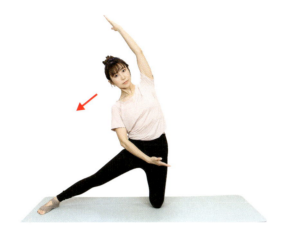

② 脊柱回旋ストレッチ

胸椎右凸の変形は、右回旋がしにくくなります。側弯症は側屈だけでなくねじれも加わるため、回旋ストレッチを行い修正していきます。

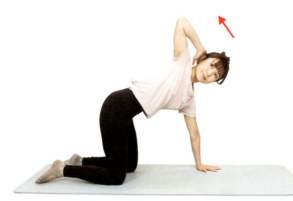

エクササイズポイント
- お尻と頭が上下に伸びるように意識する。
- 息を吐きながら回旋するとより効果的。

Step4 ■ 姿勢を変えるエクササイズ

③ 脊柱分節運動

側弯症は脊柱の認知が低下して動かなくなり、脊柱のインナーマッスルが使えなくなります。脊柱の分節的な運動を行い脊柱の認知を高めながら屈曲、伸展、側屈を行っていきます。

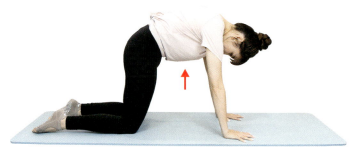

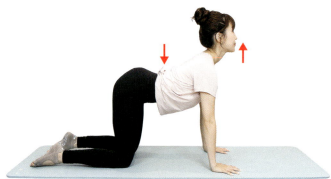

エクササイズポイント

● お尻と頭が上下に伸びるように意識する。

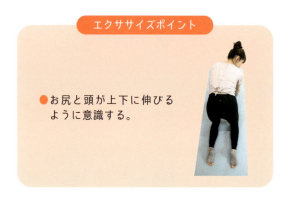

動画をチェック

背筋訓練

側弯症は腰背部の筋力が低下するため、腰背部筋を鍛えて脊柱を伸ばしていきます。また、四つ這い姿勢で前鋸筋を使いながら行うことで肩甲骨の安定化にもつながります。

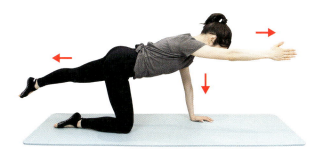

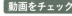

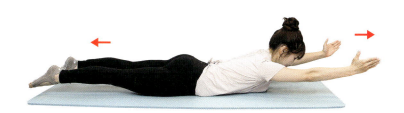

エクササイズポイント
- 腹部の引き込みを行い、腰が反りすぎないように意識。

Step4 ■ 姿勢を変えるエクササイズ

 サイドプランク

サイドプランクを行い凸部で機能低下した側腹部筋の筋力強化を行います。
また、脚を挙上すると中臀筋も鍛えられるため骨盤の安定化につながります。

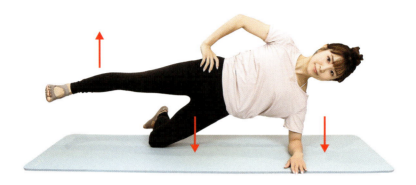

エクササイズポイント

- 脚と頭が上下に伸びるように意識する。
- 側腹部が下に潰れないように前鋸筋を使い、体を引き上げる。

Step 4 姿勢を変えるエクササイズ

2 さらに深める姿勢の知識

1 ■ 猫背姿勢の特徴

短縮筋
肩甲挙筋
後頭下筋群
斜角筋
胸鎖乳突筋
僧帽筋上部

伸長・弱化筋
椎前筋

伸長・弱化筋
僧帽筋下部
菱形筋
脊柱起立筋
棘下筋
三角筋後部

短縮筋
大胸筋
小胸筋
腹直筋
広背筋
三角筋前部

猫背は、専門的には**「上位交差性症候群」**とよび、下記のように**短縮・弱化筋が交互になっているのが交差性症候群の特徴**です。主に肩周りや首回りの痛みや肩．首．腰などのこりを訴えている方が多いですね。

短縮しやすい筋肉
僧帽筋上部・肩甲挙筋・
大胸筋・後頭下筋群など

弱化しやすい筋肉
僧帽筋下部・菱形筋・
前鋸筋・椎前筋など

199

Step4 ■ 姿勢を変えるエクササイズ

解決策としては、下記のような流れで姿勢が変化していきます。

1. 頭部を認知させる
（Step1 の視覚や前庭覚のエクササイズを入れる）

2. Head、Scapula コントロールが
できるようになる（Step3 で解説）

3. 筋肉のバランスに合わせてエクササイズ

2 ■ 反り腰姿勢の特徴

次に反り腰姿勢の筋肉のバランスです。まさに猫背姿勢と反対になりますね。この反り腰の改善で重要になるのが**「呼吸」**です。

【 反り腰のマッスルバランス 】

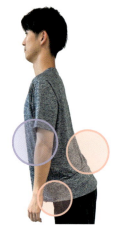

弱化筋
・腹横筋
・腹直筋
・内/外腹斜筋
・内肋間筋

短縮筋
・多裂筋
・脊柱起立筋
・腸腰筋
・外肋間筋

[姿勢による呼吸状態]

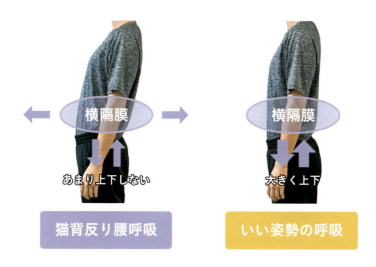

反り腰姿勢になると、下記のような状態になっていることが多いです。

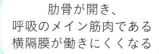

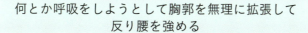

Step4 ■ 姿勢を変えるエクササイズ

解決策としては、下記のような流れが重要になります。

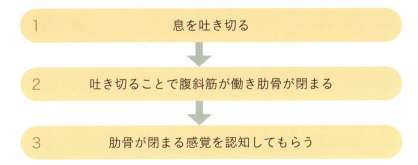

3 ■ O脚とX脚姿勢の特徴

O脚とX脚を下記のような簡単な定義から見ていきましょう。

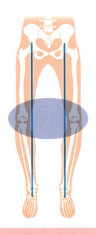

O脚
両足を揃えて、大腿骨内側顆間距離（ないそくかかんきょり）が指2本分以上離れている

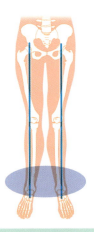

X脚
膝蓋骨を正面に向けて、足部の内くるぶしが指2本分以上離れている

それぞれの代表的な筋肉バランスは次のとおりです

[O脚の筋肉バランス]

アライメント
- 骨盤後傾、前方シフト
- 大転子外側シフト
- 股関節内旋
- 下腿外旋

マッスルバランス
- 腸腰筋、大臀筋筋力低下
- 股関節外旋筋筋力低下
- 股関節内転筋筋力低下
- 内側ハムストリングス短縮

O脚で最も多いアライメントは股関節内旋、**下腿外旋位で股関節と膝関節がねじれている状態**です。そのため、内転筋を鍛えるだけではO脚は改善せず、ねじれを修正しながら弱化筋を鍛えていくことが大切です。

[X脚の筋肉バランス]

アライメント
- 骨盤前傾位
- 腰椎過前弯
- 股関節内旋
- 足関節扁平足

マッスルバランス
- 腹筋群筋力低下
- 大臀筋、外旋筋筋力低下
- ハムストリングス筋力低下
- 股関節内転筋群の短縮

X脚の人は**反り腰姿勢に多く見られ、腰椎過前弯、骨盤前傾位**になります。

骨盤が過度に前傾すると骨連鎖により股関節は内旋するので股関節と膝関節がねじれてしまい、上記のようなアライメントとマッスルバランスになります。

4 ■ 側弯症の特徴

「**脊柱の側弯変化の初めには、矢状面の脊柱形状の平坦化が生じる**」といわれています。

分類としては、下記の図のように胸椎や腰椎だけが曲がっているパターンや胸腰椎どちらも曲がっているパターンがあります。

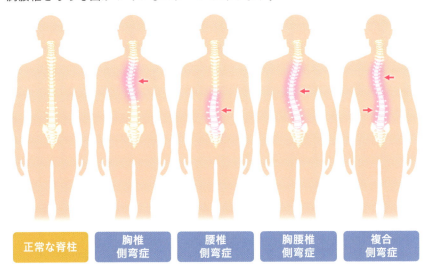

多くの場合、側弯の変形は下記の順番で進行します。

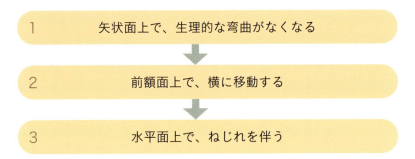

また、重症度と治療方針としては下記のように **Cobb 角**で示されています。

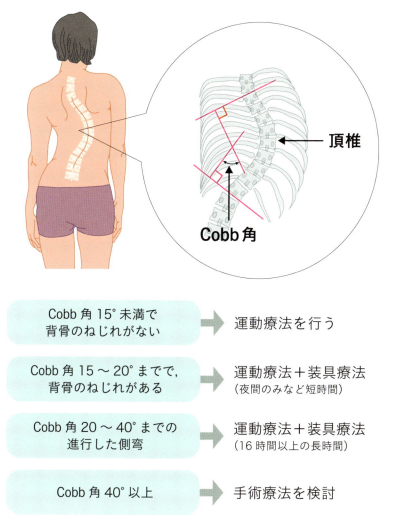

Cobb 角 15°未満で背骨のねじれがない	→	運動療法を行う
Cobb 角 15〜20°までで，背骨のねじれがある	→	運動療法＋装具療法（夜間のみなど短時間）
Cobb 角 20〜40°までの進行した側弯	→	運動療法＋装具療法（16 時間以上の長時間）
Cobb 角 40°以上	→	手術療法を検討

　悪化予防のために運動療法は必要ですが、Cobb 角が大きくなると装具療法や手術療法が必要になります。インストラクターとして、側弯症は運動療法ですべてが改善するわけではないことを理解しておきましょう。

Step 4 ■ 姿勢を変えるエクササイズ

側弯の確認は、脊柱棘突起と前屈検査の触診で確認します。

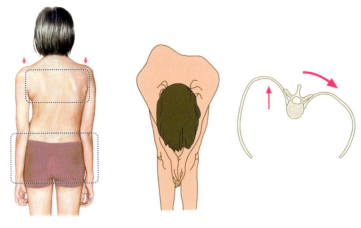

立位検査　　　　　　　前屈検査

立位検査

- ■ 立位で棘突起を触り、側弯の有無を確認
- ■ 肩甲骨の高さや回旋、内転／外転の左右差を確認
- ■ 脚長差でも背骨の位置関係は崩れるため、骨盤の高さも確認

前屈検査

- ■ 両手を合わせて前屈したときの背骨の左右差を確認
- ■ 胸椎レベルと腰椎レベルの2つの高位で高さを評価

※椎体は側弯の凸側に回旋する特徴がある

側弯では、以下の筋肉のバランスが崩れやすくなります。

- 腹筋群
- 腸腰筋
- 広背筋
- 腰方形筋
- 脊柱起立筋

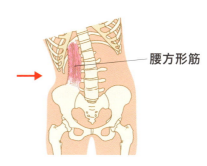

腰方形筋

たとえば、腰椎の側弯がある場合、凸側の腰方形筋は伸張し、凹側の腰方形筋が短縮します。このようにほかの筋肉も左右のバランスが崩れています。

側弯症は脊柱が凸凹の状態になっているため、凸面側の筋肉が伸ばされ弱化しやすく、凹面側では短縮傾向にあります。

また、呼吸では凹面側に空気が入らず、凸面に集中するため空気圧で押し出され変形が進行してしまいます。

 そのため、側弯症の運動療法の考え方は下記4つを意識してエクササイズを行いましょう

- 短縮している凹面側の伸長
- 伸長ストレスがかかっている凸面側の筋肉の収縮
- 呼吸は胸郭全体を広げるように意識して行う
- 脊柱全体の伸長と背筋の強化

N.Pilates が目指すもの

僕たちは「姿勢を変える」ということを通して何がしたいのだろうか？
一度、この疑問に深く向き合ってみた。

ただ、曲がっている姿勢を伸ばせばいいのか？
ただ、反り過ぎている腰をまっすぐにすればいいのか？答えは No だった。

姿勢は、その人の人生を切り取った「点」である。
その「点」を通して、その人の「線」を導いていく。

どんな生活をしてきたのか？
どんな体の状況なのか？
どんな心になっているのか？
これからどうなっていくのか？

過去・現在・未来、いま、
目の前のクライアントが表現している「姿勢」を通して
その人の生活、性格、人生、体の癖、それらを線でつないでいく。

僕たちは姿勢を通して、その人の線をつないで導いていく。
軌道修正できる角度は 1°や 2°かもしれないけれど、
僕たちはそこに 120% で挑む。
僕たちが目指すものは、姿勢だけを矯正することではなく、
「その人」自身の線を少しでもいい方向に全力で軌道修正することだ。

エゴかもしれない。それでも僕たちは誰かのためになりたい。
人の笑顔と幸せの延長上で仕事をしたい。

姿勢を通して、人とかかわり、その人のためになりたい。

それが N.Pilates が目指すものです。

索引

英字

ASIS —— 85, 116
Cobb角 —— 205
Headコントロール —— 124, 127, 128, 129, 130, 131, 132, 200
Hipコントロール —— 152, 154
O脚 —— 106, 108, 109, 112, 113, 181, 183, 202, 203
O脚改善 —— 181
O脚の筋肉バランス —— 203
Pelvisコントロール —— 145, 148
PSIS —— 85
S字カーブ重心位置 —— 71
Shoulderコントロール —— 133
Scapulaコントロール —— 133, 136, 200
Spineコントロール —— 140, 142
X脚 —— 106, 108, 109, 189, 190, 202, 203
X脚改善 —— 106, 187
X脚の筋肉バランス —— 203

あ

アウターマッスル —— 126, 153, 163, 165
アーチ —— 111, 115, 192

い

インナーマッスル —— 48, 127, 163, 165, 196

う

ヴィジュアルキュー —— 64, 123
運動学習 —— 62, 63, 65
運動主体感 —— 53, 54, 55, 56, 57
運動の要素 —— 14

お

横隔膜 —— 96, 98, 100, 175, 201

か

外後頭隆起 —— 70
開散運動 —— 24
外耳道 —— 32
下斜筋 —— 26

外旋筋 —— 113, 181, 183, 186, 189, 190, 193, 203
外側直筋 —— 26
外側半規管 —— 33, 37, 38, 43
カイホロードシス —— 94
外肋間筋 —— 96, 200
下角 —— 76, 79, 80, 82, 104, 163
学習性不使用 —— 120, 121
仮説と検証 —— 92
下腿外旋 —— 112, 203
肩こり —— 99, 124, 159, 160, 166
下直筋 —— 26
滑動性追従眼球運動 —— 24
可動域 —— 124, 125, 140
下頭斜筋 —— 127
下方回旋 —— 81, 90, 134, 137
感覚・知覚 —— 15, 16, 66
寛骨 —— 145

き

機能的脚長差 —— 114, 115
脚長差 —— 114, 115, 116, 118, 206
球形嚢 —— 34, 37, 42, 43
胸郭の位置関係 —— 96
胸骨下角 —— 104
胸骨下方 —— 99
胸骨上方 —— 100
胸鎖関節 —— 161
胸鎖乳突筋 —— 94, 126, 165, 199
胸椎の動き —— 141
胸椎屈曲 —— 97
胸椎後弯 —— 71, 75, 78, 94, 95, 99
胸椎伸展 —— 97, 160, 161, 164, 179
共同性眼球運動 —— 24
棘果長 —— 116
棘三角 —— 76, 79
筋肉, 関節にアプローチ —— 45
筋紡錘 —— 45, 46, 48, 127

く

首こり —— 124

け

頸長筋 —— 127，162，163
頸椎のアウターマッスル —— 165
頸椎のインナーマッスル —— 163
頸椎前弯 —— 71，75，77
脛骨粗面 —— 111
頸部伸展筋 —— 167
頸椎7番目 —— 77，78
肩甲挙筋 —— 81，126，199
肩甲骨 —— 74，75，76，79，80-90，129-139，
　159，163-168，197，206
肩甲骨の動き —— 133，134，137，159
肩甲骨のエラー —— 135
肩峰 —— 69，72，128，136

こ

後脛骨筋 —— 113
構造的脚長差 —— 114
後頭下筋 —— 164
後頭下筋群 —— 126，127，199
広背筋 —— 126，166，172，195，199，207
後半規管 —— 33，37，40，43
股関節外旋筋群 —— 133
股関節内旋 —— 112，203
股関節のエラー —— 153
股関節のねじれ —— 109，183，190
骨盤前傾 —— 91，94，122，151，153
骨盤の動き —— 145，146，151
ゴルジ腱器官 —— 45，46，48

さ

最内肋間筋 —— 96
鎖骨下筋 —— 81
三角筋後部 —— 126，199
三半規管 —— 33，34，37，38，43

し

視運動性眼振 —— 24
視覚と姿勢 —— 23，24，31
視覚という機能 —— 25
視覚出力 —— 25

視覚処理 —— 25
視覚入力 —— 25
視機能エクササイズ —— 25
耳垂 —— 69，72，128，130，136
姿勢改善 —— 12，20，32，47，53，120，158，
　159，160
姿勢の基準線 —— 68，87
姿勢の成り立ち —— 12
耳石器 —— 32，33，34，37，41，43
膝蓋骨後面 —— 69，72
自動段階 —— 62，64
習慣・文化 —— 14，15，19
弱化 —— 88，89，90，91，92，167，199，207
上角 —— 76，79，80
小胸筋 —— 81，126，199
上後腸骨棘 —— 83，84，85，86，145
上斜筋 —— 26
上前腸骨棘 —— 83，84，85，86，116，145，
　146，147
上直筋 —— 26
上頭斜筋 —— 127
情動と姿勢 —— 58
衝動性眼球運動 —— 24
上方回旋 —— 80，90，134，136
触診方法 —— 74，104
深部感覚 —— 17，44，45，46，48
身体所有感 —— 53，54，55，56，57
伸長ストレス —— 207

す

錐体路 —— 16
錐体外路 —— 16
スウェイバック —— 47，95，176，177，179，180

せ

臍果長 —— 116
脊柱 —— 39，60，94，136，137，139，148，172，
　173，177-179，196，197，204，207
脊柱回旋ストレッチ —— 195
脊柱起立筋 —— 91，94，95，126，199，200，207
脊柱分節運動 —— 196
背筋 —— 12，14，19，23，32，60，66，175，207

211

背筋訓練 —— 197
背骨のトラブル —— 141, 142
前額面 —— 70, 80, 90, 204
前鋸筋 —— 81, 165, 167, 174, 197, 198, 199
前鋸筋下部 —— 81
前鋸筋肩甲骨 —— 81
前鋸筋上部 —— 81
前屈検査 —— 206
前脛骨筋 —— 113
仙骨 —— 46, 47, 145
仙腸関節 —— 145
前庭覚 —— 16-18, 32-52, 124, 200
前庭神経 —— 32
前庭動眼反射 —— 24
前頭前野 —— 61
前半規管 —— 33, 37, 39, 43
仙尾連結 —— 145
前弯角度 —— 19
僧帽筋 —— 81, 90
僧帽筋下部 —— 81, 126, 199
僧帽筋上部 —— 81, 94, 126, 199
僧帽筋中部 —— 81, 94
足部回内 —— 112
側腹部筋の強化 —— 198
側弯症 —— 194, 195, 196, 197, 204, 205, 207
側弯症の特徴 —— 204
側弯症改善 —— 194
反り腰改善 —— 96, 170
反り腰姿勢 —— 96, 100, 169, 170-176, 200-203
反り腰姿勢の特徴 —— 169, 200

た
体幹側面のストレッチ —— 194
大・小後頭直筋 —— 127
体性感覚 —— 16, 17, 18, 34, 44, 45, 47, 48, 49, 51, 52, 54
大転子 —— 69, 72, 91, 116, 136, 165, 167
大腰筋 —— 153, 182
タクタイルキュー —— 64, 123
単脚起立検査 —— 36

短縮 —— 87-92, 113, 114, 173, 199, 201, 203, 207
多裂筋 —— 127, 153, 200

ち
知覚 —— 15, 16, 45, 55, 66, 122, 151, 158, 169
恥骨結合 —— 145
中臀筋 —— 198
聴覚 —— 17, 64
腸骨稜 —— 76, 83, 84
腸腰筋 —— 91, 94, 122, 173, 180, 181, 182, 183, 189, 191, 200, 203, 207

つ
椎骨棘突起 —— 70
椎前筋 —— 126, 199

て
臀筋群 —— 94, 95, 113
転子果長 —— 116
臀裂 —— 70

と
頭部前方位姿勢 —— 124, 125, 126, 132, 165, 167, 174
頭部の位置 —— 126, 131, 132
特殊感覚 —— 16, 17

な
内側縁 —— 80, 82
内側直筋 —— 26
内転筋 —— 66, 106, 113, 181, 184, 186, 188, 189, 193, 203
内肋間筋 —— 96, 200

に
ニュートラルの学習 —— 84, 146, 171, 174, 177, 178, 181, 187,
認知・情動 —— 14, 19
認知段階 —— 62, 63, 64

ね

ネガティブ —— 59, 60
猫背姿勢 —— 12, 51, 60, 99, 199, 200
猫背姿勢の特徴 —— 199

は

バケツハンドルモーション —— 98
バーバルキュー —— 64, 123
半規管 —— 32
半腱様筋 —— 113
半膜様筋 —— 113

ひ

非共同性眼球運動 —— 24
腓骨筋 —— 113
膝関節前部 —— 69, 72
尾骨 —— 145
腓腹筋 —— 185
皮膚にアプローチ —— 45
表在感覚 —— 17, 44, 45, 46, 47, 48
ヒラメ筋 —— 185, 186, 193

ふ

腹斜筋 —— 174, 202
輻輳運動 —— 24
腹部のストレッチ —— 179

へ

平衡感覚 —— 17
扁桃体 —— 61
扁平足 —— 109, 111, 192

ほ

ポジティブ —— 60, 61
ボディイメージ —— 49, 50, 51, 52
ボディスキーマ —— 49, 50, 51, 52
ボディマップ —— 16

ポンプハンドルモーション —— 98

ま

マン検査 —— 36

み

味覚 —— 17
ミクリッツ線 —— 107, 108

む

無意識 —— 50, 51, 52, 62, 64

や

ヤコビ線 —— 76
矢状面 —— 90, 91, 97, 159, 204

よ

よい姿勢 —— 18, 19, 20, 21, 22, 49, 62, 63, 71
腰椎前弯 —— 71, 75, 91, 94, 160
腰椎の動き —— 140
腰背部筋 —— 170, 178, 197
腰方形筋 —— 194, 207

ら

卵形嚢 —— 34, 37, 41, 43

り

立位での学習 —— 174, 180
両脚起立検査 —— 35
菱形筋 —— 81, 94, 126, 199

れ

連合段階 —— 62, 64

ろ

肋骨外旋 —— 97, 100, 103
肋骨内旋 —— 97, 99

おわりに

姿勢を改めて見ると、とても複雑だ。
姿勢には脳・身体・環境が影響する。
僕たちが提供する運動は視覚・前庭覚・体性感覚の感覚入力を通して
脳に情報を与える。

でも、その「情報量」だけでは変わらない。
そこにクライアントの「気づき」が加わることで「脳」が体を認識し始める。
さらに「感情」によって姿勢は変わる。感情が姿勢に影響するのであれば。
僕たちがかける言葉や気遣い、信頼関係によっても姿勢は変わる。
そして、それ自体が相手にとっての「環境」でもある。
加えてその人の姿勢の「概念」によっても変わる。

だから、「姿勢」とは何か？を伝えていくこと自体が姿勢を変えることになる。

「何か姿勢をパッと変えられる方法はないのか？」
その答えはいまだにNoだ。理由は、この1冊を読んでいただければわかると思う。
僕たちはロボットではない。
今日も明日も違う生き物であり、変わり続ける、複雑に。

だから「姿勢を見る」というのは果てしなく難しい道のりである。
それでも僕たちは「姿勢」を見て何かを感じ、考え、答えを出していくしかない。

その1つのヒントとして、本書がお手伝いできれば幸いです。

N.Pilates 代表 **吉田直紀**

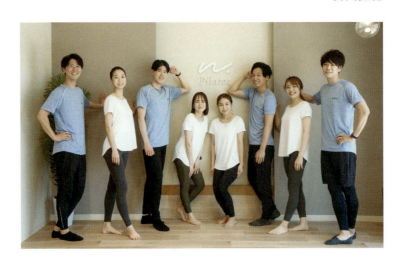

さらに学びを深めたい
インストラクター・セラピストのために
本書の内容に＋αした資料や動画を配信しています。

ぜひ、QRコードを読み込んで
友だち登録をお願いたします。

インストラクター・セラピストのための

姿勢のバイブル

2025年1月7日　第1刷発行
2025年3月28日　第3刷発行

編・著　　吉田直紀
発行人　　山本教雄
編集人　　向井直人
発行所　　メディカル・ケア・サービス株式会社
　　　　　〒330-6029　埼玉県さいたま市中央区新都心11-2
　　　　　ランド・アクシス・タワー29階
発行発売 株式会社Gakken
　　　　　〒141-8416　東京都品川区西五反田2-11-8
印刷所　　TOPPAN株式会社

この本に関する各種お問い合わせ
●本の内容については、下記サイトのお問い合わせフォームよりお願いします。
　https://www.mcsg.co.jp/contact/
●在庫については　Tel 03-6431-1250（販売部）
●不良品(落丁、乱丁)については　Tel 0570-000577
　学研業務センター　〒354-0045 埼玉県入間郡三芳町上富 279-1
●上記以外のお問い合わせは　Tel 0570-056-710（学研グループ総合案内）

©N.Yoshida　2025　Printed in Japan
本書の無断転載、複製、複写(コピー)、翻訳を禁じます。本書を代行業者等の第三者に依頼してスキャンやデジタル化
することは、たとえ個人や家庭内の利用であっても、著作権法上、認められておりません。

本書に記載されている内容は、出版時の最新情報に基づくとともに、臨床例をもとに正確かつ普遍化すべく、著者、編者、
監修者、編集委員ならびに出版社それぞれが最善の努力をしております。しかし、本書の記載内容によりトラブルや損害、
不測の事故等が生じた場合、著者、編者、監修者、編集委員ならびに出版社は、その責を負いかねます。また、本書に
記載されている医薬品や機器等の使用にあたっては、常に最新の各々の添付文書(電子添文)や取扱説明書を参照のうえ、
適応や使用方法等をご確認ください。　　　　　　　　　　　　　　　メディカル・ケア・サービス株式会社

学研グループの書籍・雑誌についての新刊情報・詳細情報は、下記をご覧ください。
学研出版サイト https://hon.gakken.jp/